抗真菌药物筛选
和活性评价指导手册

Guidelines for Screening and Activity Evaluation
of Antifungal Drugs

刘 娜 / 主编

化学工业出版社

·北京·

内容简介

本书内容主要基于作者团队建立的多种用于抗真菌药物筛选和活性评价的医学真菌生物实验标准操作方法，旨在为真菌药物研发提供参考依据。主要内容分为四篇：第 1 篇，体外抗真菌活性筛选常用方法；第 2 篇，抗真菌作用机制研究常用方法；第 3 篇，真菌感染动物模型建立及体内抗真菌活性评价；第 4 篇，常用的真菌分子生物学实验及应用举例。

本书可为真菌相关研究的科研工作者提供标准和参考。

图书在版编目（CIP）数据

抗真菌药物筛选和活性评价指导手册 / 刘娜主编. —北京：化学工业出版社，2024.7
ISBN 978-7-122-45712-7

Ⅰ.①抗… Ⅱ.①刘… Ⅲ.①抗真菌药-手册 Ⅳ.
①R978.5-62

中国国家版本馆 CIP 数据核字（2024）第 103238 号

责任编辑：李晓红
责任校对：李雨晴
装帧设计：刘丽华

出版发行：化学工业出版社
　　　　　（北京市东城区青年湖南街 13 号　邮政编码 100011）
印　　装：北京科印技术咨询服务有限公司数码印刷分部
710mm×1000mm　1/16　印张 9　字数 134 千字
2024 年 8 月北京第 1 版第 1 次印刷

购书咨询：010-64518888
售后服务：010-64518899
网　　址：http://www.cip.com.cn
凡购买本书，如有缺损质量问题，本社销售中心负责调换。

定　　价：88.00 元　　　　　　　　　　版权所有　违者必究

编写人员名单

主　编：刘　娜

副主编：杨万镇　涂　杰　黄亚辉

其他编写人员（按姓氏笔画排序）：

王　彦　王天佑　王芳芳　毛瑞雪　刘　昕

刘汝雄　运照临　李　壮　李　旺　李超陈

胡伟杰　施　乔　徐东建　梁婷婷　董国强

主　审：盛春泉

前言

　　真菌感染是临床上一类常见病、多发病，分为深部真菌感染和浅部真菌感染。近年来，随着免疫受损人群的增加，深部真菌感染的发病率和致死率大幅上升。据统计，每年有数十亿人会受到真菌感染，其中数百万人所受感染是危及生命的。目前用于深部真菌感染临床治疗的抗真菌药物数量十分有限，且普遍存在毒副作用大、耐药性严重等问题，现有的抗真菌药物远远不能满足临床的需要。因此，开发新型的抗真菌药物十分必要。

　　药物研发的基本流程：首先，针对疾病或靶标建立生物活性评价方法；其次，筛选或者设计先导化合物；进而，对先导化合物进行结构优化的同时进行逐级评价，通常先体外评价生物活性和选择性，再通过动物模型测试体内生物活性。目前，国内抗真菌药物研发水平相对薄弱，抗真菌活性化合物发现和生物活性评价相对脱节，致使一些具有较好抗真菌活性的分子没有得以深入的研究和评价，而如何提高国内抗真菌药物研究的整体水平是业内同行共同关注的问题。

　　作者研究团队多年来致力于抗真菌药物研究工作，在参考大量文献的基础上，结合实际经验，建立了多种用于抗真菌药物筛选和活性评价的医学真菌生物实验标准操作方法，其中包括体外抗真菌活性测试方法、系统性真菌感染动物模型的构建、体内抗真菌活性评价方法，以及与真菌相关的细胞生物学、分子生物学实验方法，并以此为基础开展了大量的抗真菌新药发现和作用机制研究，以及抗真菌新靶点发现和验证工作。本书将上述真菌生物实验方法进行梳理、总结，形成了四部分内容：第1篇，体外抗真菌活性筛选常用方法；第2篇，抗真菌作用机制研究常用方法；第3篇，真菌感染动物模型建立及体内抗真菌活性评价；第4篇，常用的真菌分子生物学实验及应用举例。此外，附录中罗列了常见病原真菌活化、冻存方法以及常用培养基的配制方案，旨在为同行提供参考的依据，助力抗真菌药物的研究。

本书的编写是在多位老师和研究生的共同努力下完成的，书中的实验方法在国家自然科学基金重点项目（No. 82330109）、国家杰出青年科学基金（No.81725020）、国家自然科学基金面上项目（No.82373734，No. 81973175）等多项基金的资助下建立，本书的编写也得到多位同行的支持和帮助，在此一并表示感谢。

因学识和能力有限，书中难免存在不足之处，敬请读者批评指正。

编者

2024 年 6 月

目录

第 1 篇
体外抗真菌活性筛选常用方法

1

体外抗真菌活性测试

摘　要　　近年来，侵袭性真菌感染（Invasive Fungal Infections，IFIs）的发病率和死亡率呈明显上升的趋势，加之目前抗真菌药物种类少、耐药现象频发，使得真菌感染的诊疗成为公共卫生领域的热点和难点。随着新的抗真菌药物不断出现，更为规范、快速、简便的体外抗真菌活性测试方法被陆续提出，在指导临床合理用药、监控耐药突变菌株生成、新型抗真菌药物研发等方面都发挥着至关重要的作用。目前常用的体外抗真菌活性测试方法包括试管稀释法、微量液基稀释法、纸片扩散法、振荡法、比色法、E-试验法（E-test）法等，而在药物化学研究过程中，通常使用微量液基稀释法。微量液基稀释法来源于美国临床实验室标准化协会（Clinical and Laboratory Standards Institute，CLSI）推荐的药敏试验方案 M27-A3 和 M38-A2，具有准确性高、重复性较好、可定量的特点。微量液基稀释法通过测定真菌培养物的光密度值（OD），以此来评价化合物对真菌的体外抑制活性，从而筛选出具有抗真菌活性的目标化合物。

关键词　　抗真菌活性测试，最低抑菌浓度（MIC）

材料与试剂

15 mL 摇菌管，1.5 mL 离心管，50 mL 离心管，血细胞计数板，96 孔细胞培养板（Corning），二甲基亚砜（DMSO），PBS 缓冲溶液，YEPD 培养液，RPMI 1640 培养液。

溶液配制

(1) PBS 缓冲溶液（作用：清洗真菌）：NaCl 8.0 g，$Na_2HPO_4 \cdot 12H_2O$ 3.57 g，KCl 0.20 g，KH_2PO_4 0.24 g，以超纯水定容至 1000 mL，经高压蒸汽灭菌（121 ℃，15 min）后于室温保存备用。

(2) YEPD 培养液（作用：活化真菌）：酵母浸膏 10.0 g，蛋白胨 20.0 g，D-葡萄糖 20.0 g，加超纯水 800 mL 溶解，再以超纯水定容至 1000 mL，经高压蒸汽灭菌（121 ℃，15 min），自然冷却至室温后于 4 ℃保存备用。

(3) RPMI 1640 培养液（作用：孵育真菌）：RPMI 1640（Gibco BRL）10.0 g，$NaHCO_3$ 2.0 g，3-吗啉丙磺酸（MOPS）34.5 g，NaOH 2.7 g，以超纯水定容至 1000 mL，经 0.45 μm、0.22 μm 微孔滤膜抽滤灭菌，后于 4 ℃保存备用。

仪器设备

医用低温保存箱；生物安全柜；数显气浴恒温振荡器；精密分析电子天平；空冷型台式高速离心机；低速离心机；旋涡混合器；生物显微镜；霉菌培养箱；酶标仪；微量可调移液器。

实验步骤

(1) 待测化合物的配制：将待测化合物用 DMSO 配制成 2 mg/mL 的母液。

(2) 待测菌株的活化：于 −80 ℃低温保存箱中取出冻存的待测菌株，吸取 10 μL 菌液加入装有 1 mL YEPD 培养液的 15 mL 摇菌管中，置于 30 ℃气浴恒温振荡培养箱中，200 r/min 振荡培养。24 h 后从 YEPD 菌悬液中吸取 10 μL 加入到新的 1 mL YEPD 培养液中，继续 30 ℃振荡培养 16 h，活化完成，此时的真菌即处于指数生长末期。

(3) 菌悬液的配制：取处于指数生长末期的待测菌株置于 1.5 mL 离心管中，离心分离（3000 r/min，1 min），吸弃上清液，使用 1 mL PBS 缓冲溶液洗涤菌株，离心（3000 r/min，1 min），吸弃上清液，重复洗涤 3 次。取 10 μL 真菌原液稀释 100 倍后使用血细胞计数板于生物显微镜下计数, 计算出真菌原液的菌浓度, 然后用 RPMI 1640 培养液稀释配制成实验所需浓度 (1×10^3 CFU/mL) 的菌悬液。

(4) MIC_{80} 的测定: 如图 1 所示, 将配制好的菌悬液涡旋均匀后转移至 96 孔细胞培养板的 B～G 行中, 第 1 列每孔加入 200 μL, 第 2～11 列每孔加入 100 μL。将配制好的待测化合物溶液分别加入第 1 列的 B1～D1 和 E1～G1 孔中, 作三复孔, 每孔加入 6.4 μL 待测化合物使其终浓度为 64 μg/mL。各列从左到右依次进行倍半稀释使得第 1～10 列的化合物终浓度分别为 64～0.125 μg/mL。第 11 列各孔中为未加任何药物作用的菌悬液, 作为阴性对照组。96 孔细胞培养板最外周即第 12 列、A 行和 H 行各孔中均加入空白的 RPMI 1640 培养液 100 μL, 作为空白对照组。将 96 孔细胞培养板置于 35 ℃恒温培养箱中静置培养, 48 h 后 (隐球菌培养时间为 72 h) 使用酶标仪测定每孔真菌在 630 nm 处的光密度值 OD_{630}。以阴性对照组的 OD_{630} 值为 100%, 依据下面抑菌率计算公式计算各孔对应的不同药物浓度下化合物的抑菌率, 抑菌率≥80%所对应的最小浓度即为该化合物的最低抑菌浓度 (MIC_{80})。

抑菌率计算公式:

$$抑菌率 = \frac{OD_{630阴性对照组} - OD_{630药物组}}{OD_{630阴性对照组} - OD_{630空白对照组}} \times 100\%$$

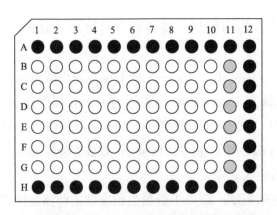

图 1 MIC 测定实验中 96 孔细胞培养板的布局图

●空白 RPMI1640 培养液, 作为空白对照; ◐未加任何药物作用的菌悬液作为阴性对照; ○加待测药物作用的菌悬液

实验注意事项

(1) PBS 缓冲溶液和培养液的配制和储存过程须保证无菌。

(2) 实验须在生物安全柜中进行，保证无菌操作，避免染菌导致实验失败。

(3) 倍半稀释的操作需规范，防止数据跳孔。

(4) 可以根据实验具体情况调整 96 孔细胞培养板第 1 列的 B1～D1 和 E1～G1 孔中所加待测药物的浓度。

2

体外协同抗真菌活性测试

摘 要 目前 IFIs 的发病率和死亡率不断增加，已经成为临床上免疫力低下和危重病人的致命威胁，加上耐药菌株的出现和药物选择的局限性，迫切需要开发新型的抗真菌药物或具有协同作用的药物组合来扩展目前的治疗策略。协同作用通常是指不同作用机制的药物联合应用后，所产生的治疗效果优于其中任何一种药物的单用效果，以达到减少药物用量和降低毒副作用的目的。用于体外协同抗真菌活性测试的方法有微量棋盘稀释法和药物叠加十进制分析法（DAA）。微量棋盘稀释法是在 CLSI 所推荐方法 M27-A3 的基础上进行部分修改而成，经常被用于抗真菌药物的研究中，具有简便、快速、可靠的优点。通过微量棋盘稀释法测定真菌培养物的 OD 值，以此评价化合物与阳性药物联合应用时对真菌的体外协同抑制活性，从而筛选出具有抗真菌活性的目标化合物。

关键词 协同抗真菌活性测试，协同指数（FICI）

材料与试剂

15 mL 摇菌管，1.5 mL 离心管，50 mL 离心管，血细胞计数板，6 孔（或 24 孔）、96 孔细胞培养板（Corning），二甲基亚砜（DMSO），PBS 缓冲溶液，YEPD 培养液，RPMI 1640 培养液。

溶液配制

（1）PBS 缓冲溶液（作用：清洗真菌）：NaCl 8.0 g，$Na_2HPO_4 \cdot 12H_2O$

3.57 g，KCl 0.20 g，KH$_2$PO$_4$ 0.24 g，以超纯水定容至 1000 mL，经高压蒸汽灭菌（121 ℃，15 min），后于室温保存备用。

（2）YEPD 培养液（作用：活化真菌）：酵母浸膏 10.0 g，蛋白胨 20.0 g，D-葡萄糖 20.0 g，加超纯水 800 mL 溶解，再以超纯水定容至 1000 mL，经高压蒸汽灭菌（121 ℃，15 min），自然冷却至室温后于 4 ℃保存备用。

（3）RPMI 1640 培养液（作用：孵育真菌）：RPMI 1640（Gibco BRL）10.0 g，NaHCO$_3$ 2.0 g，3-吗啉丙磺酸（MOPS）34.5 g，NaOH 2.7 g，以超纯水定容至 1000 mL，经 0.45 μm、0.22 μm 微孔滤膜抽滤灭菌，后于 4 ℃保存备用。

仪器设备

医用低温保存箱；生物安全柜；数显气浴恒温振荡器；精密分析电子天平；空冷型台式高速离心机；低速离心机；旋涡混合器；生物显微镜；霉菌培养箱；酶标仪；微量可调移液器。

实验步骤

（1）待测化合物的配制：将待测化合物和阳性药氟康唑（FLC）用 DMSO 配制成 2 mg/mL 的母液。

（2）待测菌株的活化：于 –80 ℃低温保存箱中取出冻存的待测菌株，吸取 10 μL 菌液加入装有 1 mL YEPD 培养液的 15 mL 摇菌管中，置于 30 ℃气浴恒温振荡培养箱中，200 r/min 振荡培养。24 h 后从 YEPD 菌悬液中吸取 10 μL 加入到新的 1 mL YEPD 培养液中，继续保持 30 ℃振荡培养 16 h，活化完成，此时的真菌即处于指数生长末期。

（3）菌悬液的配制：取处于指数生长末期的待测菌株置于 1.5 mL 离心管中，离心（3000 r/min，1 min），吸弃上清液，使用 1 mL PBS 缓冲溶液洗涤菌株，离心（3000 r/min，1 min），吸弃上清液，重复洗涤 3 次。取 10 μL 真菌原液稀释 100 倍后使用血细胞计数板于生物显微镜下计数，计算出真菌原液的菌浓度，然后用 RPMI 1640 培养液稀释配制成实验所需浓度（1×10^3 CFU/mL）

的菌悬液。

（4）FICI 的测定：如图 1 所示，将配制好的菌悬液涡旋均匀后转移至 24 孔细胞培养板中（每块板可配制 4 种药物），每行第 1 孔加入 2.6 mL，第 2～6 孔每孔加入 1.3 mL。取 83.2 μL 待测化合物溶液加入每行第 1 孔中使其终浓度为 64 μg/mL，依次进行倍半稀释使得每行第 1～6 孔中的化合物终浓度分别为 64 μg/mL、32 μg/mL、16 μg/mL、8 μg/mL、4 μg/mL、2 μg/mL。将在 24 孔细胞培养板中配制好的含药菌悬液按化合物浓度从高到低（64～2 μg/mL）依次对应转移至 96 孔细胞培养板的 A～F 行中，第 1 列每孔加入 200 μL，第 2～10 列每孔加入 100 μL。第 11 列的 A11～F11 孔和第 G 行的 G1～G10 孔中加入未加药的空白菌悬液，100 μL/孔。将配制好的 FLC 溶液分别加入第 1 列的 A1～G1 孔中，每孔加入 6.4 μL 使其终浓度为 64 μg/mL。各列从左到右依次进行倍半稀释使得第 1～9 列的 FLC 终浓度分别为 64～0.25 μg/mL。96 孔细胞培养板第 11 列的 A11～F11 孔中为未加任何药物作用的菌悬液，作为阴性对照组。第 12 列和 H 行各孔中分别加入 100 μL 的 RPMI 1640 培养液，作为空白对照组。将 96 孔细胞培养板置于 35 ℃恒温培养箱中静置培养，48 h 后（隐球菌培养时间为 72 h）使用酶标仪测定每孔真菌的 OD_{630} 值。以阴性对照组的 OD_{630} 值为 100%，依据抑菌率计算公式（1）计算各孔对应的不同药物浓度下化合物的抑菌率，得到化合物和 FLC 单用或联用时的 MIC_{80} 值，再利用公式（2）计算协同指数 FICI。

抑菌率计算公式：

$$抑菌率 = \frac{OD_{630阴性对照组} - OD_{630药物组}}{OD_{630阴性对照组} - OD_{630空白对照组}} \times 100\% \tag{1}$$

FICI 计算公式：

$$FICI = \frac{MIC_{80化合物(联用)}}{MIC_{80化合物(单用)}} + \frac{MIC_{80FLC(联用)}}{MIC_{80FLC(单用)}} \tag{2}$$

注：FICI < 0.5，说明化合物与 FLC 具有协同作用；

FICI > 4，说明化合物与 FLC 具有拮抗作用；

0.5 ≤ FICI ≤ 4，说明化合物与 FLC 之间无相关作用。

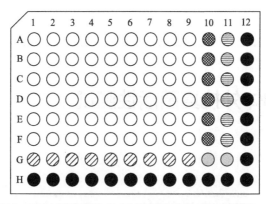

图 1　FICI 测定实验中 96 孔细胞培养板的布局图

●空白 RPMI1640 培养液，作为空白对照；⊜未加任何药物作用的菌悬液，作为阴性对照；⊘只加阳性药 FLC 作用的菌悬液；⊛只加待测药物作用的菌悬液；○加待测药物与阳性药物协同作用的菌悬液；⊙G10～G11 为未加菌悬液的空白孔。

实验注意事项

（1）PBS 缓冲溶液和培养液的配制和储存过程须保证无菌。

（2）实验须在生物安全柜中进行，保证无菌操作，避免染菌导致实验失败。

（3）倍半稀释的操作需规范，防止数据跳孔。

3

马拉色菌的体外抗真菌活性测试

摘　要　　马拉色菌（*Malassezia*）是寄生于人类及恒温动物表皮的一种条件致病性真菌。马拉色菌属于担子菌门，是一种脂质依赖型酵母菌，栖息在人类和其它恒温动物的皮肤和黏膜中，是皮肤微生物组的主要组成部分。马拉色菌通常不致病，但在适当的条件下也可能侵入角质层并引发皮肤病，与其有关的疾病有花斑癣、马拉色菌毛囊炎、银屑病、特应性皮炎、脂溢性皮炎等。此外，马拉色菌系统性感染病例也有报道。目前常用的体外抗真菌活性测试方法包括试管稀释法、微量液基稀释法、纸片扩散法、振荡法、比色法、E-test 法等，而对于马拉色菌的体外抗真菌活性测定，不同于通用的抗真菌体外活性测定，在稀释剂的使用上存在较大的区别。下面将介绍马拉色菌的体外抗真菌活性测试方法。

关键词　　马拉色菌，抗真菌活性测试，MIC

材料与试剂

15 mL 摇菌管，1.5 mL 离心管，50 mL 离心管，血细胞计数板，96 孔细胞培养板（Corning），二甲基亚砜（DMSO），PBS 缓冲溶液，改良 YEPD 培养液，改良 RPMI 1640 培养液。

溶液配制

（1）PBS 缓冲溶液（作用：清洗真菌）：NaCl 8.0 g，$Na_2HPO_4 \cdot 12H_2O$

3.57 g，KCl 0.20 g，KH$_2$PO$_4$ 0.24 g，以超纯水定容至 1000 mL，经高压蒸汽灭菌（121 ℃，15 min），后于室温保存备用。

（2）改良 YEPD 培养液（作用：活化真菌）：酵母浸膏 10.0 g，蛋白胨 20.0 g，D-葡萄糖 20.0 g，吐温-40 1 mL，吐温-80 1 mL，橄榄油 10 mL，加超纯水 800 mL 溶解，再以超纯水定容至 1000 mL，经高压蒸汽灭菌（121 ℃，15 min），自然冷却至室温后于 4 ℃保存备用。

（3）改良 RPMI 1640 培养液（作用：稀释剂）：RPMI 1640（Gibco BRL）10.0 g，葡萄糖 20 g，牛胆盐（ox bile，Oxoid）4 g，甘油（Sigma）1 mL，单硬脂酸甘油酯（Sigma）0.5 g，吐温-20（Sigma）0.4 mL，NaHCO$_3$ 2.0 g，3-吗啉丙磺酸（MOPS）34.5 g，NaOH 2.7 g，以超纯水定容至 1000 mL；经 0.45 μm、0.22 μm 微孔滤膜抽滤灭菌，后于 4 ℃保存备用。

（4）Leeming-Notman 液体培养基（作用：稀释剂）：称取 Leeming-Notman 液体培养基基础（山东拓普生物工程有限公司）32.0 g 于 1000 mL 蒸馏水或者去离子水中，加热煮沸溶解，分装于三角瓶中（建议在瓶底铺一层玻璃珠），每 80 mL 加入 1 支 S4101（橄榄油 1.6 mL），121 ℃高压灭菌 15 min，冷却至 50 ℃左右，无菌操作每 80 mL 添加 1 支 S0614，摇匀，自然冷却后于 4 ℃保存备用。

仪器设备

医用低温保存箱；生物安全柜；数显气浴恒温振荡器；精密分析电子天平；空冷型台式高速离心机；低速离心机；旋涡混合器；生物显微镜；霉菌培养箱；酶标仪；微量可调移液器。

实验步骤

（1）待测化合物的配制：将待测化合物用 DMSO 配制成 2 mg/mL 的母液。

（2）待测菌株的活化：于 –80 ℃低温保存箱中取出冻存的待测菌株，吸取 10 μL 菌液加入装有 1 mL 改良 YEPD 培养液的 15 mL 摇菌管中，置于 30 ℃气浴恒温振荡培养箱中，200 r/min 振荡培养。72 h 后从改良 YEPD 菌悬液中吸取 10 μL 加入到新的 1 mL YEPD 培养液中，继续 30 ℃振荡培养 48～72 h，活化完成，此时的真菌即处于指数生长末期。

（3）菌悬液的配制：取处于指数生长末期的待测菌株置于 1.5 mL 离心管中，离心（3000 r/min，1 min），吸弃上清液，使用 1 mL PBS 缓冲溶液洗涤菌株，离心（5000 r/min，1 min），吸弃上清液，重复洗涤 3 次。取 10 μL 真菌原液稀释 100 倍后使用血细胞计数板于生物显微镜下计数，计算出真菌原液的菌浓度，然后用改良 RPMI 1640 培养液稀释配制成实验所需浓度（$3 \times 10^3 \sim 4 \times 10^3$ CFU/mL）的菌悬液。

（4）MIC_{80} 的测定：采用微量液基稀释法进行测定，并通过培养物的 OD 来评价真菌的生长情况，以此考察化合物对真菌的体外抑制活性。将配制好的菌悬液涡旋均匀后转移至 96 孔细胞培养板的 B～G 行中，第 1 列每孔加入 200 μL，第 2～11 列每孔加入 100 μL。将配制好的待测化合物溶液分别加入第 1 列的 B1～D1 和 E1～G1 孔中，作三复孔，每孔加入 6.4 μL 待测化合物使其终浓度为 64 μg/mL。各列从左到右依次进行倍半稀释，使得第 1～10 列的化合物终浓度分别为 64～0.125 μg/mL。第 11 列各孔中为未加任何药物作用的菌悬液，作为阴性对照组。96 孔细胞培养板最外周即第 12 列、A 行和 H 行各孔中均加入空白的改良 RPMI 1640 培养液 100 μL，作为空白对照组。将 96 孔细胞培养板置于 30 ℃恒温培养箱中静置培养，48 h（*M. furfur*）、72 h（*M. globosa*、*M. restricta*、*M. sympodialis*）后使用酶标仪测定每孔真菌的 OD_{630} 值，依据下面抑菌率公式计算各孔对应的不同药物浓度下化合物的抑菌率（%），得到化合物的 MIC_{80} 值。

抑菌率计算公式：

$$抑菌率 = \frac{OD_{630阴性对照组} - OD_{630药物组}}{OD_{630阴性对照组} - OD_{630空白对照组}} \times 100\%$$

实验注意事项

（1）PBS 缓冲溶液和培养液的配制和储存过程须保证无菌。

（2）实验须在生物安全柜中进行，保证无菌操作，避免染菌导致实验失败。

（3）倍半稀释的操作需规范，防止数据跳孔。

（4）配制马拉色菌菌悬液时，菌悬液应充分混匀，以保证显微镜下计数定量的准确性。

（5）对于马拉色菌稀释剂的选择，还可以用稀释后的 Leeming-Notman 液体培养基作为稀释剂。

第2篇

抗真菌作用机制研究常用方法

4

真菌与肿瘤细胞互作实验

摘　要　　　越来越多的研究表明，真菌可能影响肿瘤的发生与发展。在多种常见类型癌症中均发现了真菌 DNA 的存在，如结肠癌、胰腺癌、乳腺癌等，并且与正常组织相比，肿瘤组织中真菌 DNA 的丰度有明显的升高。不同类型的肿瘤中真菌菌落的组成也大有不同，例如马拉色菌在胰腺癌中大量存在。本节介绍通过球形马拉色菌与胰腺癌细胞相互作用实验，考察胰腺癌细胞在球形马拉色菌的刺激下对化疗药物产生耐药性的影响。

关键词　　肿瘤，胰腺癌，球形马拉色菌

材料与试剂

15 mL 摇菌管，1.5 mL 离心管，96 孔细胞培养板 (Corning)，细胞培养皿，DMSO，PBS 缓冲溶液，改良 YEPD 培养液，DMEM 细胞基础培养液，胰腺癌 Miapaca-2 细胞培养液，CCK8。

溶液配制

(1) PBS 缓冲溶液（作用：清洗真菌）：NaCl 8.0 g，$Na_2HPO_4 \cdot 12H_2O$ 3.57 g，KCl 0.20 g，KH_2PO_4 0.24 g，以超纯水定容至 1000 mL，经高压蒸汽灭菌（121 ℃，15 min），后于室温保存备用。

(2) 改良 YEPD 培养液（作用：活化真菌）：酵母浸膏 10.0 g，蛋白胨

20.0 g，D-葡萄糖 20.0 g，吐温-40 1 mL，吐温-80 1 mL，橄榄油 10 mL，加超纯水 800 mL 溶解，再以超纯水定容至 1000 mL，经高压蒸汽灭菌（121℃，15 min），自然冷却至室温后于 4℃保存备用。

（3）Miapaca-2 细胞培养液：DMEM 细胞基础培养液+5%马血清+5%胎牛血清+1%双抗。

仪器设备

医用低温保存箱；生物安全柜；数显气浴恒温振荡器；精密分析电子天平；空冷型台式高速离心机；低速离心机；旋涡混合器；生物显微镜；霉菌培养箱；微量可调移液器；恒温水浴锅；二氧化碳恒温培养箱；酶标仪。

实验步骤

（1）待测化合物的配制：将待测化合物用 DMSO 配制成 10 μmol/L 的母液。

（2）细胞复苏及培养：将 Miapaca-2 细胞从–80℃冰箱取出后迅速放入 37℃水浴箱中，轻轻摇晃使其充分完全融化。将细胞悬液转移至无菌 15 mL 离心管中，室温下 1000 r/min 离心 5 min。弃去上清后加入适量 PBS 缓冲溶液轻轻洗涤细胞，室温下 1000 r/min 离心 5 min。弃去 PBS 后加入 5 mL Miapaca-2 细胞培养液悬浮细胞，轻轻吹打细胞，使其分散成单细胞悬液后转移至培养皿中。置于 5% CO_2、95%湿度、37℃恒温培养箱中培养，隔天更换培养基。

（3）球形马拉色菌活化及灭活：于–80℃低温保存箱中取出冻存的球形马拉色菌，吸取 10 μL 菌液加入装有 1 mL 改良 YEPD 培养液的 15 mL 摇菌管中，置于 30℃气浴恒温振荡培养箱中，200 r/min 振荡培养。培养 48～72 h。显微镜下确定菌量。再将球形马拉色菌在 100℃下灭活 15～25 min。

（4）将培养的胰腺癌细胞均匀铺在 96 孔细胞培养板中，每孔细胞数量大约在 5000～7000，置于 5% CO_2、95%湿度、37℃恒温培养箱中培养 24 h，将灭活后的球形马拉色菌（PBS 稀释后）加入到铺有胰腺癌细胞的 96 孔细胞培养板中（100 μL/孔），第 2～4 列为加菌加药组，第 5 列为加菌未加药阴性对照组，第 8～10 列为不加菌加药组，第 11 列为不加菌未加药阴性对照组，第 12

列为 PBS 空白对照组。继续培养 24 h 后，在第 2～4 列、第 8～10 列各孔中加入配制好的化疗药物。继续培养 72 h 后，吸弃 96 孔细胞培养板中的液体，用 PBS 洗涤 2 次，加入配好的 CCK8（CCK8∶DMEM = 1∶9），在培养箱中孵育 30～60 min，测定 OD_{450} 值。依据下面细胞抑制率公式计算加菌组与未加菌组不同浓度的化合物细胞抑制率。（注：加菌组与未加菌组分别计算各自细胞抑制率。）

细胞抑菌率的计算公式：

$$细胞抑制率 = \frac{(OD_{450阴性} - OD_{450空白}) - (OD_{450加药组或未加药组} - OD_{450空白})}{OD_{450阴性} - OD_{450空白}} \times 100\%$$

实验注意事项

（1）实验须在生物安全柜中进行，保证无菌操作，避免染菌导致实验失败。

（2）细胞与菌的数量比（MOI）：（100∶1）～（200∶1）。

（3）96 孔细胞培养板中加入真菌时，无菌组和有菌组中间要用 PBS 缓冲溶液隔开，防止无菌组被污染。

（4）96 孔细胞培养板中细胞数量要根据细胞状态、细胞类型等来确定。

（5）要控制好球形马拉色菌以及胰腺癌细胞的培养时间，确保在细胞铺在 96 孔细胞培养板中 24 h 后有足够的菌加入。

（6）PBS 缓冲溶液和培养液的配制和储存过程须保证无菌。

（7）外围一周以及第 6、7 列孔中各加入 200 μL PBS，以防止培养时间过长，导致培养基被蒸发。

5

平皿/纸片扩散实验

摘　要　　体外抗真菌药物敏感性试验对于指导药物选择、疗效观察及预后判断有重要意义。目前，CLSI 推荐的微量肉汤稀释法（M27-A）虽然仍是体外药物敏感性试验的金标准，但由于操作繁琐，不易推广，因此迫切需要建立一种准确、可靠、重复性好且简便易行的体外药物敏感性试验方法。丹麦 ROSCO 公司的平皿/纸片扩散法操作简便，结果清晰直观，被临床实验室广泛采用。通过平皿扩散法或纸片扩散法观察真菌细胞经化合物作用后的生长情况，对比菌落生成的多少和抑菌圈的大小，来考察化合物的体外抗真菌效果。

关键词　　抗真菌，平皿扩散，纸片扩散

材料与试剂

15 mL 摇菌管，1.5 mL 离心管，50 mL 离心管，血细胞计数板，9 mm 细菌培养皿，玻璃涂布棒，二甲基亚砜（DMSO），PBS 缓冲溶液，YEPD 培养液，SDA 培养基。

溶液配制

（1）PBS 缓冲溶液（作用：清洗真菌）：NaCl 8.0 g，$Na_2HPO_4 \cdot 12H_2O$ 3.57 g，KCl 0.20 g，KH_2PO_4 0.24 g，以超纯水定容至 1000 mL，经高压蒸汽灭菌（121 ℃，15 min）后，于室温保存备用。

（2）YEPD 培养液（作用：活化真菌）：酵母浸膏 10.0 g，蛋白胨 20.0 g，D-葡萄糖 20.0 g，加超纯水 800 mL 溶解，再以超纯水定容至 1000 mL，经高压蒸汽灭菌（121 ℃，15 min），自然冷却至室温后于 4 ℃保存备用。

（3）含药 SDA 培养基（作用：孵育真菌）：蛋白胨 10 g，D-葡萄糖 40 g，琼脂 20 g，加超纯水 800 mL 溶解，调整 pH 为 7.0，以超纯水定容至 1000 mL，高压蒸汽灭菌（121 ℃，15 min）。待冷却至 50～55 ℃，将适当药物溶液加入液体状态的 SDA 培养液中，混合均匀，分倒入 9 mm 细菌培养皿中，自然冷却凝固后于 4 ℃保存备用。

仪器设备

医用低温保存箱；生物安全柜；数显气浴恒温振荡器；精密分析电子天平；空冷型台式高速离心机；低速离心机；旋涡混合器；生物显微镜；霉菌培养箱；微量可调移液器。

实验步骤

（1）待测化合物的配制：将待测化合物和阳性药 FLC 用 DMSO 配制成 10 mg/mL 的母液。

（2）含药 SDA 培养基的配制：参照 SDA 培养基的配制方法配制 SDA 培养液，将适当药物溶液加入液体状态的 SDA 培养液中，混合均匀，将培养液倒入 9 mm 细菌培养皿中，自然冷却凝固后放入 4 ℃冰箱待用。

（3）待测菌株的活化：于 -80 ℃低温保存箱中取出冻存的待测菌株，吸取 10 μL 菌液加入装有 1 mL YEPD 培养液的 15 mL 摇菌管中，置于 30 ℃气浴恒温振荡培养箱中，200 r/min 振荡培养。24 h 后从 YEPD 菌悬液中吸取 10 μL 加入到新的 1 mL YEPD 培养液中，继续 30 ℃振荡培养 16 h，活化完成，此时的真菌即处于指数生长末期。

（4）待测菌株的洗涤及计数：取处于指数生长末期的待测菌株置于 1.5 mL 离心管中，离心（3000 r/min，1 min），吸弃上清液，使用 1 mL PBS 缓冲溶液洗涤菌株，离心（3000 r/min，1 min），吸弃上清液，重复洗涤 3 次。取 10 μL 真菌原液稀释 100 倍后使用血细胞计数板于生物显微镜下计数，计算出真菌原液的菌浓度，然后用 PBS 缓冲溶液稀释配制成实验所需浓度的菌悬液。

（5）琼脂平皿扩散实验：取已洗涤的待测真菌，用 PBS 缓冲溶液稀释配制成实验所需浓度的菌悬液，吸取 50 μL 均匀涂布于含药 SDA 培养基中，置于 35 ℃恒温培养箱中静置培养 48 h，观察真菌生长情况并拍照记录，根据菌落数量评价化合物的抗真菌效果。

（6）纸片扩散实验：取已洗涤的待测真菌，用 PBS 缓冲溶液稀释配制成实验所需浓度的菌悬液，吸取 50 μL 均匀涂布于含有 FLC 的 SDA 培养基中。在培养基中部等距放置 4 枚灭菌纸片，向纸片中心滴加化合物药液，使纸片载药量分别为 0 μg、2 μg、4 μg、8 μg、16 μg、32 μg（载药量视实验情况而定），置于 35 ℃恒温培养箱中静置培养 48 h，观察真菌生长情况并拍照记录，根据抑菌圈的大小评价化合物的抗真菌效果。

实验注意事项

（1）PBS 缓冲溶液和培养液的配制和储存过程须保证无菌。

（2）实验须在生物安全柜中进行，保证无菌操作，避免染菌导致实验失败。

（3）配制含药 SDA 培养基的过程中，需趁热即 SDA 培养基为液体状态时加入待测药物溶液，充分混合均匀。

（4）将含药 SDA 培养液倒入 9 mm 细菌培养皿中时注意避免产生气泡，自然冷却凝固后放入 4 ℃冰箱待用。

（5）在含药 SDA 培养基上涂布菌液时注意涂布均匀，同时要避免玻璃涂布棒划破培养基。

（6）如果化合物溶解性不佳，不建议进行纸片扩散实验，否则药物会在纸片上析出而无法评价药效。

6

时间-生长曲线测试

摘　要　　微生物的生长曲线分为四个阶段：迟缓期，对数期，稳定期和衰老期。根据微生物的生长曲线可以明确微生物的生长规律，对于科研和生产都具有重要的指导意义。时间-生长曲线常用的生长量测定方法有体积测量法、称干重法、比浊法、菌丝长度测量法；常用的计数方法有血细胞计数板法、染色计数法、比例计数法、液体稀释法、平板菌落计数法、试剂纸法、膜过滤法、生理指标法、含氮量测定、含碳量测定、还原糖测定法、氨基氮测定等。真菌生长曲线常用的测量方法是比浊法和血细胞计数板法，是以真菌数目的对数作纵坐标，以培养时间作横坐标，绘制一条曲线，比浊法可以应用于较大密度和数量较多的细胞，血细胞计数板测量较为精确。通过时间-生长曲线测试可以连续地考察化合物对真菌生长抑制作用的时间动态变化。

关键词　　真菌，时间-生长曲线，抑制

材料与试剂

15 mL 摇菌管，1.5 mL 离心管，15 mL 离心管，血细胞计数板，96 孔细胞培养板（Corning），二甲基亚砜（DMSO），PBS 缓冲溶液，YEPD 培养液，RPMI 1640 培养液。

溶液配制

（1）PBS 缓冲溶液（作用：清洗真菌）：NaCl 8.0 g，$Na_2HPO_4 \cdot 12H_2O$

3.57 g，KCl 0.20 g，KH$_2$PO$_4$ 0.24 g，以超纯水定容至 1000 mL，经高压蒸汽灭菌（121 ℃，15 min），后于室温保存备用。

（2）YEPD 培养液（作用：活化真菌）：酵母浸膏 10.0 g，蛋白胨 20.0 g，D-葡萄糖 20.0 g，加超纯水 800 mL 溶解，再以超纯水定容至 1000 mL，经高压蒸汽灭菌（121 ℃，15 min），自然冷却至室温后于 4 ℃保存备用。

（3）RPMI 1640 培养液（作用：孵育真菌）：RPMI 1640（Gibco BRL）10.0 g，NaHCO$_3$ 2.0 g，3-吗啉丙磺酸（MOPS）34.5 g，NaOH 2.7 g，以超纯水定容至 1000 mL，经 0.45 μm、0.22 μm 微孔滤膜抽滤灭菌，后于 4 ℃保存备用。

仪器设备

医用低温保存箱；生物安全柜；数显气浴恒温振荡器；精密分析电子天平；空冷型台式高速离心机；低速离心机；旋涡混合器；生物显微镜；酶标仪；微量可调移液器。

实验步骤

（1）待测化合物的配制：将待测化合物和阳性药 FLC 用 DMSO 配制成 2 mg/mL 的母液。

（2）待测菌株的活化：于 –80 ℃低温保存箱中取出冻存的待测菌株，吸取 10 μL 菌液加入装有 1 mL YEPD 培养液的 15 mL 摇菌管中，置于 30 ℃气浴恒温振荡培养箱中，200 r/min 振荡培养。24 h 后从 YEPD 菌悬液中吸取 10 μL 加入到新的 1 mL YEPD 培养液中，继续 30 ℃振荡培养 16 h，活化完成，此时的真菌即处于指数生长末期。

（3）菌悬液的配制：取处于指数生长末期的待测菌株置于 1.5 mL 离心管中，离心（3000 r/min，1 min），吸弃上清液，使用 1 mL PBS 缓冲溶液洗涤菌株，离心（3000 r/min，1 min），吸弃上清液，重复洗涤 3 次。取 10 μL 真菌原液稀释 100 倍后使用血细胞计数板于生物显微镜下计数，计算出真菌原液的菌浓度，然后用 RPMI 1640 培养液稀释配制成实验所需浓度（2 × 10^5 CFU/mL）的菌悬液。

（4）标准曲线的测定：开始培养前（0 h），取未经稀释的真菌细胞原液于

96 孔细胞培养板第 1 列的 A1~C1 孔中（作三复孔），每孔 200 μL，第 2~10 列各孔中分别加入 100 μL RPMI 1640 培养液，从第 1 列依次倍半稀释至第 10 列，测量各孔的 OD_{630}。根据不同 OD_{630} 值（x）及其相对应的菌浓度（y）值作图得到标准曲线。

(5) 药物作用及真菌培养：取若干 50 mL 离心管，每管加入 10 mL 菌悬液，然后向其加入化合物配制成不同浓度的含药菌悬液，加入 FLC 作为阳性对照组，加入 DMSO 作为空白对照组。然后置于 30℃气浴恒温振荡培养箱中，以 220 r/min 的转速振荡培养。

(6) 时间-生长曲线的测定：分别于 2 h、4 h、6 h、8 h、12 h、24 h、48 h、72 h 等培养时间节点从各组真菌细胞培养液中吸取 100 μL 于 96 孔细胞培养板中（作三复孔），测量各孔的 OD_{630}，利用标准曲线拟合的方程计算各组不同培养时间节点的菌浓度并取对数值，使用 Graphpad Prism 8 作图。

实验注意事项

(1) PBS 缓冲溶液和培养液的配制和储存过程须保证无菌。

(2) 实验须在生物安全柜中进行，保证无菌操作，避免染菌导致实验失败。

(3) 倍半稀释的操作需规范，防止数据跳孔。

(4) 测定时间-生长曲线时，在前 12 h 内尽可能多的取样检测，至少取 5 个时间点。

(5) 在各培养时间节点取样检测时，需将菌悬液充分混匀再吸取，以保证结果的准确性。

7

时间-杀菌曲线测试

摘　要　　近年来，抗菌药物药代动力学（PK）/药效动力学（PD）与给药方案设计相关性的研究一直被抗感染领域所关注。通过研究抗菌药物浓度与杀菌效果之间的关系，可以根据抗菌药物的杀菌活性的方式进行分类，即浓度依赖性、时间依赖性及与时间有关但抗菌后效应（PAE）较长者三类，为不同药物 PK/PD 参数设计给药方案提供重要依据。对于抗真菌药物而言，研究其抗真菌活性随时间变化的过程，也是抗真菌研究的核心问题，与临床疗效有着直接关系，它对于确定达到成功治疗的给药剂量和给药方法具有重要指导意义。这是一项评价抗真菌活性的试验，用这种方法可以评价抗真菌药物抗真菌效力的强弱。根据时间（横坐标）和真菌数（纵坐标）绘出试验药物的时间-杀菌曲线，以此考察化合物是否具有杀菌作用。

关键词　　真菌，时间-杀菌曲线

材料与试剂

15 mL 摇菌管，1.5 mL 离心管，15 mL 离心管，血细胞计数板，9 mm 细菌培养皿，玻璃涂布棒，二甲基亚砜（DMSO），PBS 缓冲溶液，YEPD 培养液，RPMI 1640 培养液，SDA 培养基。

溶液配制

（1）PBS 缓冲溶液（作用：清洗真菌）：NaCl 8.0 g，$Na_2HPO_4 \cdot 12H_2O$

3.57 g，KCl 0.20 g，KH$_2$PO$_4$ 0.24 g，以超纯水定容至 1000 mL，经高压蒸汽灭菌（121 ℃，15 min），后于室温保存备用。

（2）YEPD 培养液（作用：活化真菌）：酵母浸膏 10.0 g，蛋白胨 20.0 g，D-葡萄糖 20.0 g，加超纯水 800 mL 溶解，再以超纯水定容至 1000 mL，经高压蒸汽灭菌（121 ℃，15 min），自然冷却至室温后于 4 ℃保存备用。

（3）RPMI 1640 培养液（作用：孵育真菌）：RPMI 1640（Gibco BRL）10.0 g，NaHCO$_3$ 2.0 g，3-吗啉丙磺酸（MOPS）34.5 g，NaOH 2.7 g，以超纯水定容至 1000 mL，经 0.45 μm、0.22 μm 微孔滤膜抽滤灭菌，后于 4 ℃保存备用。

（4）SDA 培养基（作用：孵育真菌）：蛋白胨 10 g，D-葡萄糖 40 g，琼脂 20 g，加超纯水 800 mL 溶解，调整 pH 为 7.0，以超纯水定容至 1000 mL，高压蒸汽灭菌（121 ℃，15 min）。待冷却至 50～55 ℃，分倒入 9 mm 细菌培养皿中，自然冷却凝固后于 4 ℃保存备用。

仪器设备

医用低温保存箱；生物安全柜；数显气浴恒温振荡器；精密分析电子天平；空冷型台式高速离心机；低速离心机；旋涡混合器；生物显微镜；霉菌培养箱；微量可调移液器。

实验步骤

（1）待测化合物的配制：将待测化合物和阳性药 FLC 用 DMSO 配制成 2 mg/mL 的母液。

（2）待测菌株的活化：于 –80 ℃低温保存箱中取出冻存的待测菌株，吸取 10 μL 菌液加入装有 1 mL YEPD 培养液的 15 mL 摇菌管中，置于 30 ℃气浴恒温振荡培养箱中，200 r/min 振荡培养。24 h 后从 YEPD 菌悬液中吸取 10 μL 加入到新的 1 mL YEPD 培养液中，继续 30 ℃振荡培养 16 h，活化完成，此时的真菌即处于指数生长末期。

（3）菌悬液的配制：取处于指数生长末期的待测菌株置于 1.5 mL 离心管中，离心（3000 r/min，1 min），吸弃上清液，使用 1 mL PBS 缓冲溶液洗涤菌株，离心（3000 r/min，1 min），吸弃上清液，重复洗涤 3 次。取 10 μL 真菌原液稀释 100 倍后使用血细胞计数板于生物显微镜下计数，计算出真菌原液的菌浓度，然后用 RPMI 1640 培养液稀释配制成实验所需浓度（2×10^6 CFU/mL）的菌悬液。

（4）药物作用及真菌培养：取若干 50 mL 离心管，每管加入 10 mL 菌悬液，然后向其加入化合物配制成不同浓度的含药菌悬液；加入 FLC 作为阳性对照组；加入 DMSO 作为空白对照组。然后置于 30 ℃气浴恒温振荡培养箱中，以 220 r/min 的转速振荡培养。

（5）时间-杀菌曲线的测定：分别于 0 h、6 h、12 h、24 h、36 h、48 h（隐球菌则再增加一个时间点：72 h）等培养时间节点从各组真菌培养液中吸取 50 μL 菌液，稀释适当倍数后涂板于 SDA 培养基上，于 35 ℃恒温培养箱中静置培养 48 h 后，数出单菌落个数，计算各组不同培养时间节点的菌浓度并取对数值，使用 Graphpad Prism 8 作图。

实验注意事项

（1）PBS 缓冲溶液和培养液的配制和储存过程须保证无菌。

（2）实验须在生物安全柜中进行，保证无菌操作，避免染菌导致实验失败。

（3）倍半稀释的操作需规范，防止数据跳孔。

（4）将 SDA 培养液倒入 9 mm 细菌培养皿中时注意避免产生气泡，自然冷却凝固后放入 4 ℃冰箱待用。

（5）在 SDA 培养基上涂布菌液时注意涂布均匀，同时要避免玻璃涂布棒划破培养基。

（6）在各培养时间节点取样稀释涂板时，需将菌悬液充分混匀再吸取，以保证结果的准确性。

8

生物被膜形成抑制实验

摘　要　　　人类真菌病原体在宿主中的生存、生长及随后的宿主损害，通常是由真菌的毒力因子介导的。人类真菌病原体主要分为两大类：一类是来自外界环境的环境病原真菌，包括隐球菌、组织胞浆菌、芽孢霉菌、肺孢子虫和曲霉菌等；另外一类是与人类宿主相关的内源病原真菌，如白念珠菌、光滑念珠菌、热带念珠菌、近平滑念珠菌等。目前已被鉴定的真菌毒力因子主要包括细胞表面黏附和侵袭、酵母-菌丝的二相转换、生物被膜、荚膜、黑素和尿素酶等，了解真菌毒力因子的致病机制对于研究抗真菌药物的作用机制具有重要意义。其中，生物被膜是真菌的重要毒力因子，它是指真菌附着于宿主生物材料表面，通过分泌多糖基质、纤维蛋白、脂蛋白等物质将自身包绕其中而形成的膜样多细胞复合体。真菌生物被膜可阻止药物穿透细胞膜发挥抗真菌活性，从而导致真菌的耐药性增强、药物的药效降低甚至丧失。目前一般利用XTT 还原法观察真菌生物被膜的形成情况，测定目标化合物的黏附最低抑菌浓度（SMIC），考察目标化合物对真菌生物被膜的抑制作用，为目标化合物的机制研究提供依据和方向。

关键词　　　真菌，毒力因子，生物被膜，抑制作用

材料与试剂

15 mL 摇菌管，1.5 mL 离心管，50 mL 离心管，血细胞计数板，96 孔细胞培养板（Corning），二甲基亚砜（DMSO），PBS 缓冲溶液，YEPD 培养液，RPMI 1640 培养液，XTT/甲萘醌溶液。

溶液配制

(1) PBS 缓冲溶液（作用：清洗真菌）：NaCl 8.0 g，$Na_2HPO_4 \cdot 12H_2O$ 3.57 g，KCl 0.20 g，KH_2PO_4 0.24 g，以超纯水定容至 1000 mL，经高压蒸汽灭菌（121 ℃，15 min），后于室温保存备用。

(2) YEPD 培养液（作用：活化真菌）：酵母浸膏 10.0 g，蛋白胨 20.0 g，D-葡萄糖 20.0 g，加超纯水 800 mL 溶解，再以超纯水定容至 1000 mL，经高压蒸汽灭菌（121 ℃，15 min），自然冷却至室温后于 4 ℃保存备用。

(3) RPMI 1640 培养液（作用：孵育真菌）：RPMI 1640（Gibco BRL）10.0 g，$NaHCO_3$ 2.0 g，3-吗啉丙磺酸（MOPS）34.5 g，NaOH 2.7 g，以超纯水定容至 1000 mL，经 0.45 μm、0.22 μm 微孔滤膜抽滤灭菌，后于 4 ℃保存备用。

(4) XTT/甲萘醌溶液的配制：称取 XTT 钠盐溶于 PBS 缓冲溶液中将其配成 0.5 mg/mL 的 XTT 饱和溶液，经 0.22 μm 无菌微孔滤膜过滤除菌，称取甲萘醌溶于丙酮中将其配成 5 mmol/L 的甲萘醌溶液。实验时每 10 mL XTT 溶液中加入 2 μL 甲萘醌溶液（甲萘醌终浓度：1 μmol/L），避光保存，现用现配。

仪器设备

医用低温保存箱；生物安全柜；数显气浴恒温振荡器；精密分析电子天平；空冷型台式高速离心机；低速离心机；旋涡混合器；生物显微镜；霉菌培养箱；酶标仪；微量可调移液器。

实验步骤

(1) 待测化合物的配制：将待测化合物和阳性药 FLC 用 DMSO 配制成 2 mg/mL 的母液。

(2) 待测菌株的活化：于 –80 ℃低温保存箱中取出冻存的待测菌株，吸取 10 μL 菌液加入装有 1 mL YEPD 培养液的 15 mL 摇菌管中，置于 30 ℃气浴恒温振荡培养箱中，200 r/min 振荡培养。24 h 后从 YEPD 菌悬液中吸取 10 μL 加入到新的 1 mL YEPD 培养液中，继续 30 ℃振荡培养 16 h，活化完成，此时的真菌即处于指数生长末期。

(3) 菌悬液的配制：取处于指数生长末期的待测菌株置于 1.5 mL 离心管中，离心（3000 r/min，1 min），吸弃上清液，使用 1 mL PBS 缓冲溶液洗涤菌株，离心（3000 r/min，1 min），吸弃上清液，重复洗涤 3 次。取 10 μL 真菌原液稀释 100 倍后使用血细胞计数板于生物显微镜下计数，计算出真菌原液的菌浓度，然后用 RPMI 1640 培养液稀释配制成实验所需浓度（1×10^6 CFU/mL）的菌悬液。

（4）生物被膜的黏附：将菌悬液加入 96 孔细胞培养板中（1～11 列，B～G 行，100 μL/孔），置于 37 ℃恒温培养箱中静置培养 1.5 h。

（5）药物的配制：在另一块 96 孔细胞培养板中配制药物溶液，将新鲜的 RPMI 1640 培养液加入 96 孔细胞培养板的 1～10 列、B～G 行中（第 1 列：300 μL/孔；第 2～10 列：150 μL/孔）。取待测药物加入第 1 列 B～G 行的各孔中（作三复孔），从第 1 列依次倍半稀释至第 10 列。

（6）加药作用：取出孵育 1.5 h 后的 96 孔细胞培养板，将每孔中的 RPMI 1640 培养液轻轻吸弃，并缓慢加入 PBS 缓冲溶液（150 μL/孔）清洗 2 次，以去除未贴壁的真菌细胞。将用 RPMI 1640 培养液配制好的药物溶液分别加入至对应孔中（100 μL/孔），第 11、12 列仅加入未加药的 RPMI 1640 培养液分别作阴性对照和空白对照，继续置于 37 ℃恒温培养箱中静置培养 24 h。

（7）XTT 还原法：取出药物作用 24 h 后的 96 孔细胞培养板，将每孔中的 RPMI 1640 培养液轻轻吸弃，并缓慢加入 PBS 缓冲溶液（150 μL/孔）清洗 2 次，以去除未贴壁的真菌细胞。取 XTT/甲萘醌溶液分别加入至 96 孔细胞培养板的 1～12 列、B～G 行各孔中（120 μL/孔），继续置于 37 ℃恒温培养箱中静置培养 3 h（避光）。

（8）黏附最低抑菌浓度 $SMIC_{80}$ 的测定：取出药物作用 3 h 后的 96 孔细胞培养板，每孔吸取 80 μL 上清液转移至新的 96 孔空白板中。用酶标仪于 492 nm 波长处测定各孔的 OD_{492} 值，与阴性对照组相比，以 OD_{492} 值降低 80%以上的最低药物浓度为该药物的 $SMIC_{80}$ 值。

实验注意事项

（1）PBS 缓冲溶液和培养液的配制和储存过程须保证无菌。

（2）实验须在生物安全柜中进行，保证无菌操作，避免染菌导致实验失败。

（3）倍半稀释的操作需规范，防止数据跳孔。

（4）XTT/甲萘醌溶液需现用现配，注意避光。

（5）加药作用前需缓慢加入 PBS 缓冲溶液清洗去除未贴壁的真菌细胞，同时注意避免破坏已黏附的生物被膜。

9

成熟生物被膜清除实验

摘　要　　　生物被膜是真菌的重要毒力因子，真菌生物被膜的形成可以分为三个时相：早期（0～11 h）、中期（12～30 h）以及成熟期（31～72 h）。芽生孢子在初始黏附后的第 3～4 h 内最易检测到出芽酵母相的小菌落，第 4 h 和第 8 h 可以分别看到假菌丝和真菌丝。随着菌丝的延长，小菌落逐渐融合成较大的单细胞层，酵母相细胞构成菌落基底层，丝状细胞组成框架结构，此时已进入中期。这一期的特点是小菌落表面被一层主要由非细胞物质组成的不透明膜覆盖。这种云雾状的胞外物质主要包含细胞壁样多糖。在成熟期，这种细胞外物质的数量随时间大量增长，直到微生物群落被完全包被起来，形成成熟的生物被膜。真菌耐药程度与生物被膜形成过程有关，生物被膜越成熟，真菌的耐药性则越强，能够抑制真菌生物被膜形成的药物不一定能够破坏、清除成熟被膜。因此，成熟被膜破坏实验可用于考察化合物对真菌成熟被膜的清除作用。

关键词　　真菌，毒力因子，成熟被膜，清除作用

材料与试剂

15 mL 摇菌管，1.5 mL 离心管，50 mL 离心管，血细胞计数板，96 孔细胞培养板（Corning），二甲基亚砜（DMSO），PBS 缓冲溶液，YEPD 培养液，RPMI 1640 培养液，XTT/menadione 溶液。

溶液配制

(1) PBS 缓冲溶液（作用：清洗真菌）：NaCl 8.0 g，$Na_2HPO_4 \cdot 12H_2O$ 3.57 g，KCl 0.20 g，KH_2PO_4 0.24 g，以超纯水定容至 1000 mL，经高压蒸汽灭菌（121 ℃，15 min），后于室温保存备用。

(2) YEPD 培养液（作用：活化真菌）：酵母浸膏 10.0 g，蛋白胨 20.0 g，D-葡萄糖 20.0 g，加超纯水 800 mL 溶解，再以超纯水定容至 1000 mL，经高压蒸汽灭菌（121 ℃，15 min），自然冷却至室温后于 4 ℃保存备用。

(3) RPMI 1640 培养液（作用：孵育真菌）：RPMI 1640（Gibco BRL）10.0 g，$NaHCO_3$ 2.0 g，3-吗啉丙磺酸（MOPS）34.5 g，NaOH 2.7 g，以超纯水定容至 1000 mL，经 0.45 μm、0.22 μm 微孔滤膜抽滤灭菌，后于 4 ℃保存备用。

(4) XTT/甲萘醌溶液的配制：称取 XTT 钠盐溶于 PBS 缓冲溶液中，将其配成 0.5 mg/mL 的 XTT 饱和溶液，经 0.22 μm 无菌微孔滤膜过滤除菌，称取甲萘醌溶于丙酮中将其配成 5 mmol/L 的甲萘醌溶液。实验时每 10 mL XTT 溶液中加入 2 μL 甲萘醌溶液（甲萘醌终浓度：1 μmol/L），避光保存，现用现配。

仪器设备

医用低温保存箱；生物安全柜；数显气浴恒温振荡器；精密分析电子天平；空冷型台式高速离心机；低速离心机；旋涡混合器；生物显微镜；霉菌培养箱；酶标仪；微量可调移液器。

实验步骤

(1) 待测化合物的配制：将待测化合物和阳性药 FLC 用 DMSO 配制成 2 mg/mL 的母液。

(2) 待测菌株的活化：于 –80 ℃低温保存箱中取出冻存的待测菌株，吸取 10 μL 菌液加入装有 1 mL YEPD 培养液的 15 mL 摇菌管中，置于 30 ℃气浴恒温振荡培养箱中，200 r/min 振荡培养。24 h 后从 YEPD 菌悬液中吸取 10 μL 加入到新的 1 mL YEPD 培养液中，继续 30 ℃振荡培养 16 h，活化完成，此时的真菌即处于指数生长末期。

（3）菌悬液的配制：取处于指数生长末期的待测菌株置于 1.5 mL 离心管中，离心（3000 r/min，1 min），吸弃上清液，使用 1 mL PBS 缓冲溶液洗涤菌株，离心（3000 r/min，1 min），吸弃上清液，重复洗涤 3 次。取 10 μL 真菌原液稀释 100 倍后使用血细胞计数板于生物显微镜下计数，计算出真菌原液的菌浓度，然后用 RPMI 1640 培养液稀释配制成实验所需浓度（1×10^5 CFU/mL）的菌悬液。

（4）成熟被膜的预形成：将菌悬液加入 96 孔细胞培养板中（1～11 列，B～G 行，100 μL/孔），置于 37 ℃恒温培养箱中静置培养 24 h。

（5）药物的配制：在另一块 96 孔细胞培养板中配制药物溶液，将新鲜的 RPMI 1640 培养液加入 96 孔细胞培养板的 1～10 列、B～G 行中（第 1 列：300 μL/孔，第 2～10 列：150 μL/孔）。取待测药物加入第 1 列 B～G 行的各孔中（作三复孔），从第 1 列依次倍半稀释至第 10 列。

（6）加药作用：取出孵育 24 h 后的 96 孔细胞培养板，将每孔中的 RPMI 1640 培养液轻轻吸弃，并缓慢加入 PBS 缓冲溶液（150 μL/孔）清洗 2 次，以去除未贴壁的真菌细胞。将用 RPMI 1640 培养液配制好的药物溶液分别加入至对应孔中（100 μL/孔），第 11、12 列仅加入未加药的 RPMI 1640 培养液分别作阴性对照和空白对照，继续置于 37 ℃恒温培养箱中静置培养 24 h。

（7）XTT 还原法：取出药物作用 24 h 后的 96 孔细胞培养板，将每孔中的 RPMI 1640 培养液轻轻吸弃，并缓慢加入 PBS 缓冲溶液（150 μL/孔）清洗 2 次，以去除未贴壁的真菌细胞。取 XTT/甲萘醌溶液分别加入至 96 孔细胞培养板的 1～12 列、B～G 行各孔中（120 μL/孔），继续置于 37 ℃恒温培养箱中静置培养 3 h（避光）。

（8）黏附最低抑菌浓度 $SMIC_{80}$ 的测定：取出药物作用 3 h 后的 96 孔细胞培养板，每孔吸取 80 μL 上清液转移至新的 96 孔空白板中。用酶标仪测定各孔的 OD_{492} 值，与阴性对照组相比，以 OD_{492} 值降低 80%以上的最低药物浓度为该药物的 $SMIC_{80}$ 值。

实验注意事项

（1）PBS 缓冲溶液和培养液的配制和储存过程须保证无菌。

（2）实验须在生物安全柜中进行，保证无菌操作，避免染菌导致实验失败。

（3）倍半稀释的操作需规范，防止数据跳孔。

（4）XTT/甲萘醌溶液需现用现配，注意避光。

（5）加药作用前需缓慢加入 PBS 缓冲溶液清洗去除未贴壁的真菌细胞，同时注意避免破坏已黏附的生物被膜。

10

菌丝生长抑制实验

摘 要　　白念珠菌是人类最常见的条件致病真菌之一，可引起皮肤黏膜及内脏的广泛感染。白念珠菌是单细胞假菌丝酵母菌，形态上具有二相性，即卵形酵母相和丝状菌丝相。白念珠菌的二相性有利于其感知胞外各种刺激，通过细胞内信号传导途径中信号分子的逐级传递作用，诱导其由酵母相到菌丝相的适应性转变。真菌的致病过程主要包括表面黏附、酵母-菌丝的二相转换和组织侵入。菌丝相的白念珠菌对宿主的黏附和侵入能力更强，并有助于逃逸宿主免疫系统的攻击。菌丝是真菌的关键毒力因子，菌丝生长是促进生物被膜形成的重要因素，可以增强真菌的致病性和耐药性。通常在生物显微镜、激光共聚焦显微镜或扫描电子显微镜下观察真菌菌丝的生长情况，考察化合物对真菌菌丝生长的抑制作用，为目标化合物的机制研究提供了依据和方向。

关键词　　真菌，毒力因子，菌丝

材料与试剂

15 mL 摇菌管，1.5 mL 离心管，50 mL 离心管，血细胞计数板，24 孔细胞培养板 (Corning)，二甲基亚砜 (DMSO)，PBS 缓冲溶液，YEPD 培养液，Spider培养液。

溶液配制

(1) PBS 缓冲溶液（作用：清洗真菌）：NaCl 8.0 g，$Na_2HPO_4 \cdot 12H_2O$

3.57 g, KCl 0.20 g, KH$_2$PO$_4$ 0.24 g, 以超纯水定容至 1000 mL, 经高压蒸汽灭菌 (121 ℃, 15 min), 后于室温保存备用。

(2) YEPD 培养液 (作用: 活化真菌): 酵母浸膏 10.0 g, 蛋白胨 20.0 g, D-葡萄糖 20.0 g, 加超纯水 800 mL 溶解, 再以超纯水定容至 1000 mL, 经高压蒸汽灭菌 (121 ℃, 15 min), 自然冷却至室温后于 4 ℃保存备用。

(3) Spider 培养液 (作用: 孵育真菌): 营养肉汤 (Nutrient broth) 10.0 g, 甘露醇 10.0 g, NaHCO$_3$ 2.0 g, 无水 K$_2$HPO$_4$ 2.0 g (或 K$_2$HPO$_4$·12H$_2$O 水合物 2.6 g), 以超纯水定容至 1000 mL, 经高压蒸汽灭菌 (121 ℃, 15 min), 自然冷却后于室温保存备用。

仪器设备

医用低温保存箱; 生物安全柜; 数显气浴恒温振荡器; 精密分析电子天平; 空冷型台式高速离心机; 低速离心机; 旋涡混合器; 生物显微镜; 霉菌培养箱; 微量可调移液器; 细胞倒置显微镜。

实验步骤

(1) 待测化合物的配制: 将待测化合物和阳性药 FLC 用 DMSO 配制成 2 mg/mL 的母液。

(2) 待测菌株的活化: 于 −80 ℃低温保存箱中取出冻存的待测菌株, 吸取 10 μL 菌液加入装有 1 mL YEPD 培养液的 15 mL 摇菌管中, 置于 30 ℃气浴恒温振荡培养箱中, 200 r/min 振荡培养。24 h 后从 YEPD 菌悬液中吸取 10 μL 加入到新的 1 mL YEPD 培养液中, 继续 30 ℃振荡培养 16 h, 活化完成, 此时的真菌即处于指数生长末期。

(3) 菌悬液的配制: 取处于指数生长末期的待测菌株置于 1.5 mL 离心管中, 离心 (3000 r/min, 1 min), 吸弃上清液, 使用 1 mL PBS 缓冲溶液洗涤菌株, 3000 r/min 离心 1 min, 吸弃上清液, 重复洗涤 3 次。取 10 μL 真菌原液稀释 100 倍后使用血细胞计数板于生物显微镜下计数, 计算出真菌原液的菌浓度, 然后用 Spider 培养液稀释配制成实验所需浓度 (2×10^5 CFU/mL) 的菌悬液。

(4) 菌丝的培养及观察: 将配制好的菌悬液混匀并转移至 24 孔细胞培养

板中（2 mL/孔），将化合物、FLC 或两者同时加入各孔中混匀，作三复孔。将24 孔细胞培养板置于 37 ℃恒温培养箱中静置培养 2～3 h，孵育完成后，随即置于细胞倒置显微镜下观察各组真菌菌丝的生长情况并拍照记录。

实验注意事项

（1）PBS 缓冲溶液和培养液的配制和储存过程须保证无菌。

（2）实验须在生物安全柜中进行，保证无菌操作，避免染菌导致实验失败。

（3）菌丝培养过程中要保持静置，观察过程中尽量避免晃动细胞培养板，防止菌丝漂浮不贴壁，不易观察。

（4）不同真菌的菌丝培养时间稍有差异，建议在培养 2～3 h 期间多次观察监测，寻找菌丝生长的最佳时期。

（5）隐球菌和光滑念珠菌没有菌丝态，故无法开展菌丝生长抑制实验。

11

尿素酶生成抑制实验

摘　要　　　尿素酶是隐球菌特有的一种毒力因子。作为一种金属酶，尿素酶能够催化尿素合成氨和氨基甲酸酯，其在隐球菌细胞从血液中侵袭大脑的过程中起到关键作用。可通过尿素酶诱导培养基显色反应考察化合物对尿素酶生长的抑制效果。若隐球菌细胞产生尿素酶，则尿素酶诱导培养基呈现红色，反之呈现黄色。该实验方法具有简单、直观、易操作等优点。

关键词　　　隐球菌，毒力因子，尿素酶

材料与试剂

15 mL 摇菌管，1.5 mL 离心管，15 mL 离心管，血球计数板，24 孔细胞培养板（Corning），二甲基亚砜（DMSO），PBS 缓冲溶液，YEPD 培养液，尿素酶诱导培养基。

溶液配制

(1) PBS 缓冲溶液（作用：清洗真菌）：NaCl 8.0 g，$Na_2HPO_4 \cdot 12H_2O$ 3.57 g，KCl 0.20 g，KH_2PO_4 0.24 g，以超纯水定容至 1000 mL，经高压蒸汽灭菌（121 ℃，15 min），后于室温保存备用。

(2) YEPD 培养液（作用：活化真菌）：酵母浸膏 10.0 g，蛋白胨 20.0 g，D-葡萄糖 20.0 g，加超纯水 800 mL 溶解，再以超纯水定容至 1000 mL，经高

压蒸汽灭菌（121℃，15 min），自然冷却至室温后于4℃保存备用。

(3) 尿素酶诱导培养基（作用：诱导尿素酶生成）：葡萄糖1 g，KH_2PO_4 2 g，NaCl 5 g，酚红12 mg，尿素20 g，溶于100 mL超纯水中，充分溶解后置于4℃冰箱中待用。将15 g琼脂和1 g蛋白胨溶于1000 mL超纯水中，经过高压蒸汽灭菌（121℃，15 min），待冷却至70～80℃时与上述溶液混匀，趁液体状态下倒入24孔细胞培养板中，自然凝固后于4℃保存备用。

仪器设备

医用低温保存箱；生物安全柜；数显气浴恒温振荡器；精密分析电子天平；空冷型台式高速离心机；旋涡混合器；生物显微镜；霉菌培养箱；微量可调移液器。

实验步骤

(1) 待测化合物的配制：将待测化合物和阳性药FLC用DMSO配制成2 mg/mL的母液。

(2) 待测菌株的活化：于–80℃低温保存箱中取出冻存的待测菌株，吸取10 μL菌液加入装有1 mL YEPD培养液的15 mL摇菌管中，置于30℃气浴恒温振荡培养箱中，200 r/min振荡培养。24 h后从YEPD菌悬液中吸取10 μL加入到新的1 mL YEPD培养液中，继续30℃振荡培养16 h，活化完成，此时的真菌即处于指数生长末期。

(3) 菌悬液的配制：取处于指数生长末期的待测菌株置于1.5 mL离心管中，离心（3000 r/min，1 min），吸弃上清液，使用1 mL PBS缓冲溶液洗涤菌株，离心（3000 r/min，1 min），吸弃上清液，重复洗涤3次。取10 μL真菌原液稀释100倍后使用血球计数板于生物显微镜下计数，计算出真菌原液的菌浓度，然后用YEPD培养液稀释配制成实验所需浓度（1×10^6 CFU/mL）的菌悬液。

(4) 尿素酶的诱导培养：配制含有不同化合物浓度的菌悬液，以含FLC的菌悬液作为阳性对照组，以不含任何药物的菌悬液作为空白对照组。取含药菌悬液10 μL滴入尿素酶诱导培养基中心位置，用封板膜进行封板后置于37℃

恒温培养箱中静置培养，观察尿素酶的生成情况并拍照记录。

实验注意事项

(1) PBS 缓冲溶液和培养液的配制和储存过程须保证无菌。

(2) 实验须在生物安全柜中进行，保证无菌操作，避免染菌导致实验失败。

(3) 配制尿素酶诱导培养基的过程中，注意各成分的充分溶解、混匀。

(4) 将尿素酶诱导培养液倒入 24 孔细胞培养板中时注意避免产生气泡，自然冷却凝固后放入 4 ℃冰箱待用。

(5) 尿素酶的诱导培养过程中要密切观察其生成情况，尿素酶一般在 2 天内形成。

(6) 培养箱中需要加入纯化水保持湿度，防止培养基干裂。

12

黑素抑制实验

摘 要 黑素是隐球菌特有的一种毒力因子，主要由酚氧化酶产生，位于细胞壁的内表面，在真菌细胞保持细胞壁结构完整性、抗氧化以及对抗宿主免疫反应等方面起到重要作用。通过观察 L-DOPA 培养基中菌落性状考察化合物对黑素的抑制效果。若真菌细胞产生黑素，则黑素诱导培养基上的菌落呈现黑色，反之呈现白色。该实验方法具有简单、直观、易操作等优点。

关键词 隐球菌，毒力因子，黑素

材料与试剂

15 mL 摇菌管，1.5 mL 离心管，15 mL 离心管，血球计数板，24 孔细胞培养板（Corning），二甲基亚砜（DMSO），PBS 缓冲溶液，YEPD 培养液，L-DOPA 培养基。

溶液配制

（1）PBS 缓冲溶液（作用：清洗真菌）：NaCl 8.0 g，$Na_2HPO_4 \cdot 12H_2O$ 3.57 g，KCl 0.20 g，KH_2PO_4 0.24 g，以超纯水定容至 1000 mL，经高压蒸汽灭菌（121 ℃，15 min），后于室温保存备用。

（2）YEPD 培养液（作用：活化真菌）：酵母浸膏 10.0 g，蛋白胨 20.0 g，D-葡萄糖 20.0 g，加超纯水 800 mL 溶解，再以超纯水定容至 1000 mL，经高压蒸汽灭菌（121 ℃，15 min），自然冷却至室温后于 4 ℃保存备用。

(3) L-DOPA 培养基（作用：诱导黑素生成）：L-天冬氨酸 1 g，葡萄糖 1 g，KH_2PO_4 3 g，$MgSO_4 \cdot 7H_2O$ 0.25 g，L-DOPA（左旋多巴）100 mg、生物素 5 μg，溶于 10 mL 超纯水中，充分溶解后置于 4 ℃冰箱中待用。将 20 g 琼脂溶于 1000 mL 超纯水中，经过高压蒸汽灭菌（121 ℃，15 min），待冷却至 70～80 ℃时与上述溶液混匀，趁液体状态下倒入 24 孔细胞培养板中，自然凝固后于 4 ℃保存备用。

仪器设备

医用低温保存箱；生物安全柜；数显气浴恒温振荡器；精密分析电子天平；空冷型台式高速离心机；旋涡混合器；生物显微镜；霉菌培养箱；微量可调移液器。

实验步骤

(1) 待测化合物的配制：将待测化合物和阳性药 FLC 用 DMSO 配制成 2 mg/mL 的母液。

(2) 待测菌株的活化：于 –80 ℃低温保存箱中取出冻存的待测菌株，吸取 10 μL 菌液加入装有 1 mL YEPD 培养液的 15 mL 摇菌管中，置于 30 ℃气浴恒温振荡培养箱中，200 r/min 振荡培养。24 h 后从 YEPD 菌悬液中吸取 10 μL 加入到新的 1 mL YEPD 培养液中，继续 30 ℃振荡培养 16 h，活化完成，此时的真菌即处于指数生长末期。

(3) 菌悬液的配制：取处于指数生长末期的待测菌株置于 1.5 mL 离心管中，离心（3000 r/min，1 min），吸弃上清液，使用 1 mL PBS 缓冲溶液洗涤菌株，离心（3000 r/min，1 min），吸弃上清液，重复洗涤 3 次。取 10 μL 真菌原液稀释 100 倍后使用血球计数板于生物显微镜下计数，计算出真菌原液的菌浓度，然后用 YEPD 培养液稀释配制成实验所需浓度（1×10^6 CFU/mL）的菌悬液。

(4) 黑素的诱导培养：配制含有不同浓度化合物的菌悬液，以含 FLC 的菌悬液作为阳性对照组，以不含任何药物的菌悬液作为空白对照组。取含药菌悬液 10 µL 滴于 L-DOPA 培养基中心位置，用封板膜封板后置于 37 ℃恒温培养箱中静置培养，观察黑素的生成情况并拍照记录。

实验注意事项

（1）PBS 缓冲溶液和培养液的配制和储存过程须保证无菌。

（2）实验须在生物安全柜中进行，保证无菌操作，避免染菌导致实验失败。

（3）配制 L-DOPA 培养基的过程中，注意各成分的充分溶解、混匀。

（4）将 L-DOPA 培养基倒入 24 孔细胞培养板中时注意避免产生气泡，自然冷却凝固后于 4 ℃冰箱保存备用。

（5）诱导培养黑素的过程中要密切观察其生成情况，黑素形成时间相对较长，为 3～5 天。

（6）培养箱中需要加入纯化水保持湿度，防止培养基干裂。

13

荚膜生长抑制实验

摘　要　　　荚膜是隐球菌发挥致病性重要的毒力因子之一，约占总毒力的 25%，其主要成分荚膜多糖是临床检验隐球菌感染的抗原。在自然环境中，荚膜保护隐球菌免受干燥和吞噬天敌的侵袭，使其长期存在于自然界。在动物宿主中，隐球菌荚膜具有进攻和防御两种功能，不仅能够干扰免疫反应，同时为隐球菌细胞提供一个能抵抗巨噬细胞吞噬的防御盾牌。隐球菌荚膜主要由水组成，任何涉及脱水的方法都会损害其自然状态。通过电子显微镜成像需要样品脱水，这导致荚膜多糖分子聚集从而难以观察。隐球菌细胞在自然状态下，其富含水分的荚膜经印度墨汁染色后呈现为半透明区域，所以可以通过印度墨汁负染法在显微镜下观察荚膜形成情况。通过荚膜生长抑制实验，考察药物是否能够抑制隐球菌荚膜的生长，从而降低其致病性且更容易被宿主识别而达到清除效果。

关键词　　隐球菌，毒力因子，荚膜

材料与试剂

15 mL 摇菌管，1.5 mL 离心管，15 mL 离心管，血细胞计数板，96 孔细胞培养板（Corning），二甲基亚砜（DMSO），PBS 缓冲溶液，YEPD 培养液，DMEM+10% FBS 培养液，12 孔细胞培养板（Corning），印度墨汁。

溶液配制

（1）PBS 缓冲溶液（作用：清洗真菌）：NaCl 8.0 g，$Na_2HPO_4 \cdot 12H_2O$

3.57 g，KCl 0.20 g，KH_2PO_4 0.24 g，以超纯水定容至 1000 mL，经高压蒸汽灭菌（121 ℃，15 min），后于室温保存备用。

（2）YEPD 培养液（作用：活化真菌）：酵母浸膏 10.0 g，蛋白胨 20.0 g，D-葡萄糖 20.0 g，加超纯水 800 mL 溶解，再以超纯水定容至 1000 mL，经高压蒸汽灭菌（121 ℃，15 min），自然冷却至室温后于 4 ℃保存备用。

仪器设备

医用低温保存箱；生物安全柜；数显气浴恒温振荡器；精密分析电子天平；空冷型台式高速离心机；低速离心机；旋涡混合器；生物显微镜；二氧化碳恒温培养箱；激光共聚焦显微镜；微量可调移液器。

实验步骤

（1）待测化合物的配制：将待测化合物和阳性药 FLC 用 DMSO 配制成 2 mg/mL 的母液。

（2）待测菌株的活化：于 –80 ℃低温保存箱中取出冻存的待测菌株，吸取 10 μL 菌液加入装有 1 mL YEPD 培养液的 15 mL 摇菌管中，置于 30 ℃气浴恒温振荡培养箱中，200 r/min 振荡培养。24 h 后从 YEPD 菌悬液中吸取 10 μL 加入到新的 1 mL YEPD 培养液中，继续 30 ℃振荡培养 16 h，活化完成，此时的真菌即处于指数生长末期。

（3）菌悬液的配制：取处于指数生长末期的待测菌株置于 1.5 mL 离心管中，离心（3000 r/min，1 min），吸弃上清液，使用 1 mL PBS 缓冲溶液洗涤菌株，离心（3000 r/min，1 min），吸弃上清液，重复洗涤 3 次。取 10 μL 真菌原液稀释 100 倍后使用血细胞计数板于生物显微镜下计数，计算出真菌原液的菌浓度，然后用 DMEM +10% FBS 培养液稀释配制成实验所需浓度（2×10^6 CFU/mL）的菌悬液。

（4）真菌荚膜的培养：将上述菌悬液混匀后转移至 12 孔细胞培养板中，2 mL/孔，将真菌细胞置于 37 ℃、10% CO_2 恒温培养箱中静置培养 24 h。

（5）加药作用：取出培养 24 h 后的真菌，加入待测化合物作用，以不加药组作为空白对照组。继续置于 37 ℃、10% CO_2 恒温培养箱中静置培养 24 h。

（6）墨汁负染及观察：从每个样品中各取 100 μL 菌悬液于 1.5 mL 离心管中，分别加入 10 μL 印度墨汁进行染色，随即在激光共聚焦显微镜下观察真菌荚膜和菌体的生长情况，并拍照记录。

实验注意事项

（1）培养液的配制和储存过程须保证无菌。

（2）实验须在生物安全柜中进行，保证无菌操作，避免染菌导致实验失败。

（3）DMEM +10% FBS 培养液和 37 ℃、10% CO_2 恒温培养是诱导培养隐球菌荚膜生长的重要条件。

（4）在激光共聚焦显微镜下观察时，要注意区分光晕和荚膜实体。

14

荚膜多糖含量测定实验

摘 要　荚膜在真菌诱导吞噬、免疫逃逸和体内扩散方面发挥重要作用。荚膜的主要组分为荚膜多糖，包括葡萄糖醛酸单木聚糖和葡萄糖醛酸氧基甘露聚糖等，其中葡萄糖醛酸单木聚糖是临床检验隐球菌感染重要的抗原指标之一。荚膜多糖含量测定是检验化合物是否直接影响隐球菌荚膜形成的定量研究方法。苯酚-硫酸法的原理是多糖在硫酸的作用下水解成单糖，并迅速脱水生成糖醛衍生物，然后与苯酚生成橙黄色化合物，再以比色法测定。此法简单、快速、灵敏、重复性好，颜色持久，可对每种多糖制作一条标准曲线。通过荚膜多糖含量测定实验，考察化合物是否能够抑制隐球菌荚膜多糖的生成，降低隐球菌致病性。

关键词　隐球菌，毒力因子，荚膜多糖

材料与试剂

1.5 mL 离心管，50 mL 离心管，250 mL 锥形瓶，50 mL 玻璃管，二甲基亚砜（DMSO），无水乙醇，超纯水，YNB 培养基，葡萄糖，苯酚，浓硫酸。

溶液配制

YNB 培养液（作用：培养真菌）：YNB 粉末 6.7 g，葡萄糖 5 g，氯霉素 200 mg，以超纯水定容至 1000 mL，经 0.22 μL 滤膜过滤除菌，后于 4 ℃保存

备用。(注：此为10×浓度培养液，使用时需稀释10倍。)

仪器设备

医用低温保存箱；生物安全柜；数显气浴恒温振荡器；精密分析电子天平；空冷型台式高速离心机；低速离心机；旋涡混合器；生物显微镜；酶标仪；微量可调移液器。

实验步骤

(1) 待测化合物的配制：将待测化合物和阳性药 FLC 用 DMSO 配制成 2 mg/mL 的母液。

(2) 样品的培养：取若干 250 mL 锥形瓶，每瓶加入 100 mL 已稀释 10 倍的 YNB 培养液，从 4 ℃保存的 SDA 培养基上挑取单菌落加入各瓶中，然后加入不同体积的药物溶液使其药物终浓度达到设定数值，以不加药组作为空白对照。将锥形瓶放置于 30 ℃气浴恒温振荡培养箱中，220 r/min 振荡培养 4 天。

(3) 样品的处理：将样品进行离心（9000 r/min，10 min），收集上清液，并称量湿菌重。将 3 倍体积的乙醇缓慢加入上清液中，边加边摇匀，此时有白色沉淀析出。将悬浮液于 4 ℃静置过夜，使荚膜多糖充分析出。次日离心，弃上清，收集白色沉淀，即为荚膜多糖粗品。沉淀风干后，用 3 mL 超纯水溶解沉淀物中包含的荚膜多糖，于 4 ℃冰箱放置待用。

(4) 标准曲线的建立：取 6 个 50 mL 玻璃管并标号，每管加入蒸馏水 2 mL，按顺序分别加入新鲜配制的 1%的葡萄糖 40 μL、20 μL、10 μL、5 μL、2.5 μL、0 μL，然后各管加入新鲜配制的 1%的苯酚 1 mL，混匀，各管迅速加入 5 mL 浓硫酸。反应过程会大量放热，故将玻璃管进行水浴降温。待冷却至室温，取出测其光密度值 OD_{490} 并绘制标准曲线。

(5) 苯酚-硫酸法测定荚膜多糖的含量：取待测样品 2.5 μL、5 μL、10 μL、20 μL、40 μL，按步骤 (4) 中相同方法处理后测定光密度值 OD_{490}，取平均值计算荚膜多糖的含量。

实验注意事项

(1) 培养液的配制和储存过程须保证无菌。

(2) 实验须在生物安全柜中进行，保证无菌操作，避免染菌导致实验失败。

(3) 乙醇不宜加太多，否则培养液中的葡萄糖将会一并析出，影响实验结果。

(4) 加浓硫酸时须迅速、直接加入玻璃管中，勿沿管壁加入。

15

真菌细胞表面疏水性测试

摘　要　　真菌细胞通过黏附于器官或类器官表面之后生长、繁殖，因此普遍认为真菌细胞表面疏水性（cellular surface hydrophobicity，CSH）是影响真菌细胞或孢子对生物和非生物表面黏附的生物物理参数，也是真菌重要的毒力因子之一。疏水性测试可用于考察化合物是否能够降低真菌细胞表面黏附作用，也是验证化合物对真菌毒力抑制的表征实验之一。

关键词　　真菌，毒力因子，细胞表面疏水性

材料与试剂

15 mL 摇菌管，1.5 mL 离心管，50 mL 离心管，血细胞计数板，6 孔细胞培养板（Corning），二甲基亚砜（DMSO），正辛烷，PBS 缓冲溶液，YEPD 培养液，RPMI 1640 培养液。

溶液配制

（1）PBS 缓冲溶液（作用：清洗真菌）：NaCl 8.0 g，$Na_2HPO_4 \cdot 12H_2O$ 3.57 g，KCl 0.20 g，KH_2PO_4 0.24 g，以超纯水定容至 1000 mL，经高压蒸汽灭菌（121 ℃，15 min），后于室温保存备用。

（2）YEPD 培养液（作用：活化真菌）：酵母浸膏 10.0 g，蛋白胨 20.0 g，D-葡萄糖 20.0 g，加超纯水 800 mL 溶解，再以超纯水定容至 1000 mL，经高

压蒸汽灭菌（121 ℃，15 min），自然冷却至室温后于 4 ℃保存备用。

（3）RPMI 1640 培养液（作用：孵育真菌）：RPMI 1640（Gibco BRL）10.0 g，NaHCO$_3$ 2.0 g，3-吗啉丙磺酸（MOPS）34.5 g，NaOH 2.7 g，以超纯水定容至 1000 mL，经 0.45 μm、0.22 μm 微孔滤膜抽滤灭菌后，于 4 ℃保存备用。

仪器设备

医用低温保存箱；生物安全柜；数显气浴恒温振荡器；精密分析电子天平；空冷型台式高速离心机；低速离心机；旋涡混合器；生物显微镜；霉菌培养箱；酶标仪；微量可调移液器。

实验步骤

（1）待测化合物的配制：将待测化合物和阳性药 FLC 用 DMSO 配制成 2 mg/mL 的母液。

（2）待测菌株的活化：于 –80 ℃低温保存箱中取出冻存的待测菌株，吸取 10 μL 菌液加入装有 1 mL YEPD 培养液的 15 mL 摇菌管中，置于 30 ℃气浴恒温振荡培养箱中，200 r/min 振荡培养。24 h 后从 YEPD 菌悬液中吸取 10 μL 加入到新的 1 mL YEPD 培养液中，继续 30 ℃振荡培养 16 h，活化完成，此时的真菌即处于指数生长末期。

（3）菌悬液的配制：取处于指数生长末期的待测菌株置于 1.5 mL 离心管中，离心（3000 r/min，1 min），吸弃上清液，使用 1 mL PBS 缓冲溶液洗涤菌株，离心（3000 r/min，1 min），吸弃上清液，重复洗涤 3 次。取 10 μL 真菌原液稀释 100 倍后使用血细胞计数板于生物显微镜下计数，计算出真菌原液的菌浓度，然后用 RPMI 1640 培养液稀释配制成实验所需浓度（1 × 10^6 CFU/mL）的菌悬液。

（4）生物被膜的培养：取菌悬液加入 6 孔细胞培养板中，于 37 ℃恒温培养箱中静置培养 90 min。

（5）药物作用及真菌培养：取出 6 孔细胞培养板，吸弃上清（RPMI 1640 培养液），并缓慢加入含有待测药物的 RPMI 1640 培养液，继续于 37 ℃恒温培养箱中静置培养 24 h。

(6) 样品的处理：取出，吸弃上清液。用 YEPD 培养液冲洗刮取生物被膜，离心，吸弃上清液。再用 3 mL YEPD 缓冲溶液制成混悬液，每组取 1.2 mL 菌悬液于 5 mL 离心管中，加入 0.3 mL 正辛烷。涡旋混匀 3 min，静置 15 min 使得两相分离。两相分离后立即测定水相的 OD_{600} 值。以不加正辛烷的 YEPD 培养基的 OD_{600} 值作为阴性对照。

细胞表面疏水性的计算公式：

$$相对细胞表面疏水性 = \frac{OD_{600阴性} - OD_{600药物}}{OD_{600阴性}}$$

实验注意事项

(1) PBS 缓冲溶液和培养液的配制和储存过程须保证无菌。

(2) 实验须在生物安全柜中进行，保证无菌操作，避免染菌导致实验失败。

(3) 培养 90 min 后的生物被膜还不太牢固，须轻轻、缓慢地加入含有待测药物的 RPMI 1640 培养液，以免破坏生物被膜。

16

透射电子显微镜实验

摘　要　　透射电子显微镜（transmission electron microscope，TEM），可以观察到小于
0.2 μm 的亚显微结构或超微结构。透射电子显微镜实验的优点在于可以直观地观察
细胞形态变化，直观区分药物组与空白组的差异。此外，通过透射电子显微镜实验
还可以直接观察真菌细胞的受损情况，考察真菌细胞损伤特点，为化合物机制研究
提供参考。

关键词　　真菌，透射电子显微镜，细胞形态

材料与试剂

15 mL 摇菌管，1.5 mL 离心管，15 mL 离心管，血细胞计数板，二甲基亚
砜（DMSO），PBS 缓冲溶液，YEPD 培养液，RPMI 1640 培养液，电镜固定液
（4%多聚甲醛）。

溶液配制

（1）PBS 缓冲溶液（作用：清洗真菌）：NaCl 8.0 g，$Na_2HPO_4 \cdot 12H_2O$
3.57 g，KCl 0.20 g，KH_2PO_4 0.24 g，以超纯水定容至 1000 mL，经高压蒸汽灭
菌（121 ℃，15 min），后于室温保存备用。

（2）YEPD 培养液（作用：活化真菌）：酵母浸膏 10.0 g，蛋白胨 20.0 g，
D-葡萄糖 20.0 g，加超纯水 800 mL 溶解，再以超纯水定容至 1000 mL，经高

压蒸汽灭菌（121 ℃，15 min），自然冷却至室温后于 4 ℃保存备用。

(3) RPMI 1640 培养液（作用：孵育真菌）：RPMI 1640（Gibco BRL）10.0 g，NaHCO₃ 2.0 g，3-吗啉丙磺酸（MOPS）34.5 g，NaOH 2.7 g，以超纯水定容至 1000 mL，经 0.45 μm、0.22 μm 微孔滤膜抽滤灭菌，后于 4 ℃保存备用。

仪器设备

医用低温保存箱；生物安全柜；数显气浴恒温振荡器；精密分析电子天平；空冷型台式高速离心机；低速离心机；旋涡混合器；生物显微镜；微量可调移液器。

实验步骤

(1) 待测化合物的配制：将待测化合物和阳性药 FLC 用 DMSO 配制成 2 mg/mL 的母液。

(2) 待测菌株的活化：于 −80 ℃低温保存箱中取出冻存的待测菌株，吸取 10 μL 菌液加入装有 1 mL YEPD 培养液的 15 mL 摇菌管中，置于 30 ℃气浴恒温振荡培养箱中，200 r/min 振荡培养。24 h 后从 YEPD 菌悬液中吸取 10 μL 加入到新的 1 mL YEPD 培养液中，继续 30 ℃振荡培养 16 h，活化完成，此时的真菌即处于指数生长末期。

(3) 菌悬液的配制：取处于指数生长末期的待测菌株置于 1.5 mL 离心管中，离心（3000 r/min，1 min），吸弃上清液，使用 1 mL PBS 缓冲溶液洗涤菌株，离心（3000 r/min，1 min），吸弃上清液，重复洗涤 3 次。取 10 μL 真菌原液稀释 100 倍后使用血细胞计数板于生物显微镜下计数，计算出真菌原液的菌浓度，然后用 RPMI 1640 培养液稀释配制成实验所需浓度（2 × 10⁶ CFU/mL）的菌悬液。

(4) 药物作用及真菌培养：取 15 mL 离心管若干，每管加入 10 mL 菌悬液，并加入不同浓度的化合物作用，以不加药的菌悬液作为阴性对照组，然后置于 30 ℃气浴恒温振荡培养箱中，以 220 r/min 的转速振荡培养。

(5) 样品的处理：真菌培养 8 h 后，离心（3000 r/min，1 min），收集真菌细胞，使用 PBS 缓冲溶液洗涤 3 次，加入 800 μL 电镜固定液（4%多聚甲醛），反复吹打，涡旋，使其自然沉降，于 4 ℃固定过夜。

(6) 真菌细胞形态观察：送样，于透射电子显微镜下观察并拍照记录。

实验注意事项

(1) PBS 缓冲溶液和培养液的配制和储存过程须保证无菌。

(2) 实验须在生物安全柜中进行，保证无菌操作，避免染菌导致实验失败。

(3) 用 4%多聚甲醛固定真菌细胞时，注意要反复吹打、充分涡旋，然后自然沉降，于 4 ℃固定过夜。

CHAPTER 17

真菌细胞共定位成像

摘　要　　　不同于传统光学显微镜的场光源和局部平面成像模式，激光共聚焦显微镜（confocal laser microscope，CLM）是一种以激光束（紫外或可见光）作为光源的光学显微镜，采用激光束激发样品后，利用共轭聚焦原理和共轭聚焦装置，可以观察到经荧光探针标记样品的表面形态、三维微观结构，并获得清晰的荧光图像。激光共聚焦显微成像是在亚微米水平上观察样品信号，并利用计算机对所观察的样品进行图像处理。激光共聚焦显微成像系统通过单荧光通道/多荧光通道的荧光成像功能可实现对细胞或组织内生物大分子的原位鉴定、细胞或亚细胞形态微细结构观察等，广泛应用于亚细胞共定位、细胞或组织结构三维重构、细胞动态变化过程等研究。因此，目前在真菌研究领域，主要通过激光共聚焦显微镜进行真菌细胞共定位成像和真菌活细胞实时成像，鉴定化合物探针在真菌细胞内的定位情况以及实时观测真菌活细胞的动态变化。本节主要介绍真菌细胞共定位成像，以考察化合物探针在真菌细胞中的亚细胞定位情况。

关键词　　真菌，激光共聚焦显微镜，荧光探针，共定位成像

材料与试剂

15 mL 摇菌管，1.5 mL 离心管，50 mL 离心管，血细胞计数板，二甲基亚砜（DMSO），PBS 缓冲溶液，YEPD 培养液，RPMI 1640 培养液，生理盐水，载玻片，盖玻片，商业探针（细胞膜绿色探针、线粒体绿色探针、溶酶体绿色

探针、内质网蓝色探针和内质网绿色探针等，可根据实验情况选择所需的探针）。

溶液配制

（1）PBS 缓冲溶液（作用：清洗真菌）：NaCl 8.0 g，Na$_2$HPO$_4$·12H$_2$O 3.57 g，KCl 0.20 g，KH$_2$PO$_4$ 0.24 g，以超纯水定容至 1000 mL，经高压蒸汽灭菌（121 ℃，15 min），后于室温保存备用。

（2）YEPD 培养液（作用：活化真菌）：酵母浸膏 10.0 g，蛋白胨 20.0 g，D-葡萄糖 20.0 g，加超纯水 800 mL 溶解，再以超纯水定容至 1000 mL，经高压蒸汽灭菌（121 ℃，15 min），自然冷却至室温后于 4 ℃保存备用。

（3）RPMI 1640 培养液（作用：孵育真菌）：RPMI 1640（Gibco BRL）10.0 g，NaHCO$_3$ 2.0 g，3-吗啉丙磺酸（MOPS）34.5 g，NaOH 2.7 g，以超纯水定容至 1000 mL，经 0.45 μm、0.22 μm 微孔滤膜抽滤灭菌，后于 4 ℃保存备用。

仪器设备

医用低温保存箱；生物安全柜；数显气浴恒温振荡器；精密分析电子天平；空冷型台式高速离心机；低速离心机；旋涡混合器；生物显微镜；霉菌培养箱；微量可调移液器；激光共聚焦显微镜。

实验步骤

（1）待测化合物的配制：将待测化合物和探针用 DMSO 配制成 5 mmol/L 的母液。

（2）待测菌株的活化：于 −80 ℃低温保存箱中取出冻存的待测菌株，吸取 10 μL 菌液加入装有 1 mL YEPD 培养液的 15 mL 摇菌管中，置于 30 ℃气浴恒温振荡培养箱中，200 r/min 振荡培养。24 h 后从 YEPD 菌悬液中吸取 10 μL 加入到新的 1 mL YEPD 培养液中，继续 30 ℃振荡培养 16 h，活化完成，此时的真菌即处于指数生长末期。

（3）菌悬液的配制：取处于指数生长末期的待测菌株置于 1.5 mL 离心管中，离心（3000 r/min，1 min），吸弃上清液，使用 1 mL PBS 缓冲溶液洗涤菌株，离心（3000 r/min，1 min），吸弃上清液，重复洗涤 3 次。取 10 μL 真菌原液稀释 100 倍后使用血细胞计数板于生物显微镜下计数，计算出真菌原液的菌浓度，然后用 RPMI 1640 培养液稀释配制成实验所需浓度（2×10^6 CFU/mL）的菌悬液。

（4）真菌培养：取 50 mL 离心管若干，每管加入 20 mL 菌悬液，置于 37 ℃恒温培养箱中培养 3 h。

（5）商业探针染色：真菌培养完毕，离心（4000 r/min，3 min），去上清，将真菌细胞转移至 1.5 mL 离心管并重悬于 1 mL 新鲜 RPMI 1640 培养液中，按照说明书加入配制好的商业探针，置于 37 ℃恒温培养箱中避光培养适当的时间（20～60 min）。

（6）化合物探针染色：商业探针染色完毕，离心（3000 r/min，1 min）去上清，用生理盐水清洗 3 次，将真菌细胞重悬于 1 mL 新鲜 RPMI 1640 培养液中，加入配制好的化合物探针（作用浓度：20 μmol/L），继续置于 37 ℃恒温培养箱中避光培养适当的时间（20～60 min）。

（7）激光共聚焦显微观察：化合物探针染色完毕，离心（3000 r/min，1 min）去上清，用生理盐水清洗（3～5 次）直至将探针清除干净。然后将真菌细胞重悬于 100～500 μL 的生理盐水中，随即上镜观察：取 5 μL 真菌混悬液于黏附载玻片上，盖上盖玻片，置于激光共聚焦显微镜下观察并拍照记录。

实验注意事项

（1）样品制备优劣是激光共聚焦显微成像好坏的关键，建议先通过普通荧光显微镜观察，判断样品质量、初步摸索测试条件后再进行共聚焦显微镜成像。

（2）探针的作用浓度和染色时间需要根据具体实验情况进行调整，真菌细胞具有细胞壁，部分市售探针不适用于真菌活细胞样品的染色。

（3）真菌细胞不贴壁，无法利用共聚焦培养皿进行培养和观察。因此，实验时需吸取适量（5～10 μL）真菌混悬液于黏附载玻片上，盖上盖玻片，置于激光共聚焦显微镜下观察。

（4）共聚焦显微镜的激发光能量一般较高，各样品的观测时间不宜过长，否则会出现荧光猝灭现象。

18

真菌活细胞激光共聚焦实时成像

摘　要　　　利用激光共聚焦显微成像技术可以实现对真菌细胞或组织内生物大分子的原位观测。活细胞成像能够实时观测真菌活细胞或组织在其自然环境中的状态，活细胞成像的试剂（特异性荧光标记物）主要包括膜渗透性荧光探针染料和靶向性荧光蛋白。使用特异性荧光标记物可以对活细胞内的 pH 值、电压或温度等进行检测成像，内化后的荧光标记物在活细胞成像时一般可显示出点状荧光信号，通过荧光颜色的转变、荧光强度的变化能够研究真菌活细胞内的自噬、凋亡、内吞、吞噬等细胞生物学过程。本节主要介绍真菌活细胞激光共聚焦实时成像，以监测在化合物作用下真菌活细胞的动态变化。

关键词　　真菌，激光共聚焦显微镜，荧光，活细胞成像

材料与试剂

15 mL 摇菌管，1.5 mL 离心管，50 mL 离心管，血细胞计数板，二甲基亚砜（DMSO），PBS 缓冲溶液，YEPD 培养液，RPMI 1640 培养液，生理盐水，载玻片，盖玻片。

溶液配制

（1）PBS 缓冲溶液（作用：清洗真菌）：NaCl 8.0 g，$Na_2HPO_4 \cdot 12H_2O$ 3.57 g，KCl 0.20 g，KH_2PO_4 0.24 g，以超纯水定容至 1000 mL，经高压蒸汽灭

菌（121 ℃，15 min），后于室温保存备用。

（2）YEPD 培养液（作用：活化真菌）：酵母浸膏 10.0 g，蛋白胨 20.0 g，D-葡萄糖 20.0 g，加超纯水 800 mL 溶解，再以超纯水定容至 1000 mL，经高压蒸汽灭菌（121 ℃，15 min），自然冷却至室温后于 4 ℃保存备用。

（3）RPMI 1640 培养液（作用：孵育真菌）：RPMI 1640（Gibco BRL）10.0 g，NaHCO$_3$ 2.0 g，3-吗啉丙磺酸（MOPS）34.5 g，NaOH 2.7 g，以超纯水定容至 1000 mL，经 0.45 μm、0.22 μm 微孔滤膜抽滤灭菌，后于 4 ℃保存备用。

仪器设备

医用低温保存箱；生物安全柜；数显气浴恒温振荡器；精密分析电子天平；空冷型台式高速离心机；低速离心机；旋涡混合器；生物显微镜；霉菌培养箱；微量可调移液器；激光共聚焦显微镜。

实验步骤

（1）待测化合物的配制：将化合物探针用 DMSO 配制成 5 mmol/L 的母液。

（2）待测菌株的活化：于 –80 ℃低温保存箱中取出冻存的待测菌株，吸取 10 μL 菌液加入装有 1 mL YEPD 培养液的 15 mL 摇菌管中，置于 30 ℃气浴恒温振荡培养箱中，200 r/min 振荡培养。24 h 后从 YEPD 菌悬液中吸取 10 μL 加入到新的 1 mL YEPD 培养液中，继续 30 ℃振荡培养 16 h，活化完成，此时的真菌即处于指数生长末期。

（3）菌悬液的配制：取处于指数生长末期的待测菌株置于 1.5 mL 离心管中，离心（3000 r/min，1 min），吸弃上清液，使用 1 mL PBS 缓冲溶液洗涤菌株，离心（3000 r/min，1 min），吸弃上清液，重复洗涤 3 次。取 10 μL 真菌原液稀释 100 倍后使用血细胞计数板于生物显微镜下计数，计算出真菌原液的菌浓度，然后用 RPMI 1640 培养液稀释配制成实验所需浓度（2 × 10^6 CFU/mL）的菌悬液。

（4）真菌培养：取 50 mL 离心管若干，每管加入 20 mL 菌悬液，置于 37 ℃恒温培养箱中培养 3 h。

（5）化合物探针作用：真菌培养完毕，离心（4000 r/min，3 min），去上清，将真菌细胞转移至 1.5 mL 离心管并重悬于 1 mL 新鲜 RPMI 1640 培养液中，于不同的时间点加入化合物探针（作用浓度：20 μmol/L），置于 37 ℃恒温培养箱中避光培养一定的时间（60 min，40 min，20 min，10 min，5 min，0 min）。

（6）激光共聚焦显微观察：化合物探针作用完毕，离心（3000 r/min，1 min）去上清，用生理盐水清洗（3～5 次）直至将探针清除干净。然后将真菌细胞重悬于 100～500 μL 的生理盐水中，随即上镜观察：取 5 μL 真菌混悬液于黏附载玻片上，盖上盖玻片，置于激光共聚焦显微镜下观察并拍照记录，并利用 ImageJ 软件进行荧光定量分析。

实验注意事项

（1）样品制备优劣是激光共聚焦显微成像好坏的关键，建议先通过普通荧光显微镜观察，判断样品质量、初步摸索测试条件后再进行共聚焦显微镜成像。

（2）真菌细胞不贴壁，无法利用共聚焦培养皿进行观察。因此，实验时需吸取适量（5～10 μL）真菌混悬液于黏附载玻片上，盖上盖玻片，置于激光共聚焦显微镜下观察。

（3）共聚焦显微镜的激发光能量一般较高，各样品的观测时间不宜过长，否则会出现荧光猝灭现象。

（4）取荧光成像所得的照片（每个样品需 8～10 张），利用 ImageJ 软件进行荧光定量分析并计算荧光强度。

19

甾醇含量测定实验

摘 要 麦角甾醇是真菌细胞膜结构的重要组成成分,对保持真菌细胞结构完整、细胞活力、物质运输能力以及细胞膜的流动性、膜联蛋白的活性等具有重要作用。目前临床使用的一线抗真菌药物中有两类药物与真菌麦角甾醇相关:唑类药物的抗真菌机制是抑制真菌麦角甾醇的合成,两性霉素 B 是与麦角甾醇结合导致真菌细胞膜流动性降低。因此,麦角甾醇及其合成通路是抗真菌药物研发的重要靶点。如果药物对真菌细胞膜有损伤作用,可以考察麦角甾醇含量的变化,进一步确证化合物对真菌细胞膜的损伤效果。目前较为常用且成熟的分析方法即采用气相色谱-质谱联用仪(GC-MS)测定经化合物处理后真菌细胞膜中的甾醇含量,该方法具有重现性高、灵敏度高等优点。

关键词 真菌,细胞膜,甾醇含量

材料与试剂

15 mL 摇菌管,1.5 mL 离心管,50 mL 离心管,血细胞计数板,二甲基亚砜(DMSO),PBS 缓冲溶液,YEPD 培养液,NaOH,乙醇,超纯水,石油醚,环己烷。

溶液配制

(1) PBS 缓冲溶液(作用:清洗真菌):NaCl 8.0 g,$Na_2HPO_4 \cdot 12H_2O$

3.57 g，KCl 0.20 g，KH$_2$PO$_4$ 0.24 g，以超纯水定容至 1000 mL，经高压蒸汽灭菌（121 ℃，15 min），后于室温保存备用。

（2）YEPD 培养液（作用：活化真菌）：酵母浸膏 10.0 g，蛋白胨 20.0 g，D-葡萄糖 20.0 g，加超纯水 800 mL 溶解，再以超纯水定容至 1000 mL，经高压蒸汽灭菌（121 ℃，15 min），自然冷却至室温后于 4 ℃保存备用。

（3）皂化剂（作用：皂化真菌）：先取 10 mL 超纯水与 90 mL 无水乙醇配制 90%乙醇溶液 100 mL，然后称取 15 g NaOH 溶于其中，即得 15% NaOH 的 90%乙醇溶液。

仪器设备

医用低温保存箱；生物安全柜；数显气浴恒温振荡器；精密分析电子天平；空冷型台式高速离心机；低速离心机；旋涡混合器；生物显微镜；霉菌培养箱；微量可调移液器。

实验步骤

（1）待测化合物的配制：将待测化合物和阳性药 FLC 用 DMSO 配制成 2 mg/mL 的母液。

（2）待测菌株的活化：于 –80 ℃低温保存箱中取出冻存的待测菌株，吸取 10 μL 菌液加入装有 1 mL YEPD 培养液的 15 mL 摇菌管中，置于 30 ℃气浴恒温振荡培养箱中，200 r/min 振荡培养。24 h 后从 YEPD 菌悬液中吸取 10 μL 加入到新的 1 mL YEPD 培养液中，继续 30 ℃振荡培养 16 h，活化完成，此时的真菌即处于指数生长末期。

（3）菌悬液的配制：取处于指数生长末期的待测菌株置于 1.5 mL 离心管中，离心（3000 r/min，1 min），吸弃上清液，使用 1 mL PBS 缓冲溶液洗涤菌株，离心（3000 r/min，1 min），吸弃上清液，重复洗涤 3 次。取 10 μL 真菌原液稀释 100 倍后使用血细胞计数板于生物显微镜下计数，计算出真菌原液的菌浓度，然后用 YEPD 培养液稀释配制成实验所需浓度（2×10^5 CFU/mL）的菌悬液。

（4）药物作用及真菌培养：取 50 mL 离心管若干，每管加入菌悬液 30 mL，向其中加入化合物配制成不同浓度的含药菌悬液，加入 FLC 作为阳性对照组，加入 DMSO 作为空白对照组。然后置于 30 ℃气浴恒温振荡培养箱中，以 220 r/min 的转速振荡培养。

（5）真菌的收集和称重：真菌培养 24 h 后，离心，收集真菌细胞，使用 PBS 洗涤 3 次，称量湿菌重。

（6）样品的皂化和萃取：每组样品的菌中加入 10 mL 皂化剂（含 15% NaOH 的 90%乙醇溶液），于 80 ℃皂化 2 h 后，使用石油醚萃取（4 mL×3），合并有机相并用 4 mL 超纯水洗净，分离得到有机相，于 60 ℃加热以挥发去除溶剂。

（7）甾醇含量的测定与分析：上述残留物用 400 μL 环己烷溶解，将样品离心（11000 r/min，3 min），取 200 μL 上清液进样，采用 GC-MS 法进行分析，测定真菌细胞经化合物处理后其细胞膜甾醇含量的变化。

实验注意事项

（1）PBS 缓冲溶液和培养液的配制和储存过程须保证无菌。

（2）实验须在生物安全柜中进行，保证无菌操作，避免染菌导致实验失败。

（3）皂化和萃取后的样品需要充分去除有机相溶剂，实验时可以将样品管置于真空干燥箱或 60 ℃烘箱以去除溶剂。

（4）GC-MS 图谱中每个峰的分子片段与美国国家标准与技术研究所（NIST）数据库中相应的甾醇化合物进行匹配，进行甾醇组分的结构鉴定。

20

细胞周期实验

摘　要　　　细胞周期是指细胞从一次分裂完成开始到下一次分裂结束所经历的全过程，可分为间期和分裂期两个阶段。不同的细胞周期蛋白和相对应的蛋白激酶所形成的复合物驱动着细胞周期的运转，然而这种驱动平衡一旦被打破，细胞必然会处于增殖失控状态。当真菌入侵机体造成系统感染后，会在宿主内快速增殖，呈指数增长的生长态势。对于作用机制未知、靶点尚未明确的抗真菌药物来说，考察其对真菌细胞周期的影响可以揭示其潜在的作用机制和靶点，为开发新型抗真菌药物提供重要的理论依据和实验基础。本实验是通过 PI（碘化丙啶）染色，选择性的将 PI 嵌入到核酸 DNA 双链螺旋的碱基之间发出荧光。PI 的结合量与 DNA 的含量成正比例关系，可通过流式细胞仪来测定细胞周期各个阶段的 DNA 分布状态，从而计算出各个细胞周期时的百分含量，用以研究化合物对细胞周期的调控作用。

关键词　　细胞周期，真菌，PI 染色

材料与试剂

15 mL 摇菌管，1.5 mL 离心管，50 mL 离心管，血细胞计数板，二甲基亚砜（DMSO），70%乙醇，蜗牛酶，2-巯基乙醇，蜗牛酶缓冲溶液，PBS 缓冲溶液，YEPD 培养液，碘化丙啶（PI）。

溶液配制

（1）PBS 缓冲溶液（作用：清洗真菌）：NaCl 8.0 g，$Na_2HPO_4 \cdot 12H_2O$

3.57 g，KCl 0.20 g，KH$_2$PO$_4$ 0.24 g，以超纯水定容至 1000 mL，经高压蒸汽灭菌（121 ℃，15 min），后于室温保存备用。

(2) YEPD 培养液（作用：活化真菌）：酵母浸膏 10.0 g，蛋白胨 20.0 g，D-葡萄糖 20.0 g，加超纯水 800 mL 溶解，再以超纯水定容至 1000 mL，经高压蒸汽灭菌（121 ℃，15 min），自然冷却至室温后于 4 ℃保存备用。

仪器设备

医用低温保存箱；生物安全柜；数显气浴恒温振荡器；精密分析电子天平；空冷型台式高速离心机；低速离心机；旋涡混合器；生物显微镜；微量可调移液器；流式细胞仪。

实验步骤

(1) 待测化合物的配制：将待测化合物和阳性药 FLC 用 DMSO 配制成 2 mg/mL 的母液。

(2) 待测菌株的活化：于 –80 ℃低温保存箱中取出冻存的待测菌株，吸取 10 μL 菌液加入装有 1 mL YEPD 培养液的 15 mL 摇菌管中，置于 30 ℃气浴恒温振荡培养箱中，200 r/min 振荡培养。24 h 后从 YEPD 菌悬液中吸取 10 μL 加入到新的 1 mL YEPD 培养液中，继续 30 ℃振荡培养 16 h，活化完成，此时的真菌即处于指数生长末期。

(3) 菌悬液的配制：取处于指数生长末期的待测菌株置于 1.5 mL 离心管中，离心（3000 r/min，1 min），吸弃上清液，使用 1 mL PBS 缓冲溶液洗涤菌株，离心（3000 r/min，1 min），吸弃上清液，重复洗涤 3 次。取 10 μL 真菌原液稀释 100 倍后使用血细胞计数板于生物显微镜下计数，计算出真菌原液的菌浓度，然后用 YEPD 培养液稀释配制成实验所需浓度（5 × 10^5 CFU/mL）的菌悬液。

(4) 药物作用及真菌培养：取 50 mL 离心管若干，每管加入 20 mL 菌悬液，向其中加入化合物配制成不同浓度的含药菌悬液，加入 FLC 作为阳性对照组，加入 DMSO 作为空白对照组。样品置于 30 ℃气浴恒温振荡培养箱中，220 r/min 振荡培养。

（5）真菌的破壁处理：真菌培养 24 h 后，将样品离心（4000 r/min, 5 min），收集真菌细胞，使用 PBS 洗涤 3 次，离心（3000 r/min, 1 min），弃上清。称量湿菌重量，每 100 mg 真菌加入 3 mL 蜗牛酶缓冲溶液，250 μL 蜗牛酶和 12 μL 2-巯基乙醇，充分涡旋，并继续于 30 ℃下振荡孵育 1 h 以破坏真菌细胞壁。

（6）真菌的固定、染色及流式检测：样品使用 PBS 洗涤 3 次后，使用 70% 乙醇固定过夜。去除乙醇溶液后再次用 PBS 洗涤，然后使用 50 μg/mL PI 于 4 ℃ 染色 30 min，随即使用流式细胞仪检测分析细胞周期情况。

实验注意事项

（1）PBS 缓冲溶液和培养液的配制和储存过程须保证无菌。

（2）实验须在生物安全柜中进行，保证无菌操作，避免染菌导致实验失败。

21

细胞凋亡实验

摘　要　　细胞凋亡（apoptosis）是一个由基因控制的、程序化的、主动的细胞死亡过程，也常被称为程序化细胞死亡（programmed cell death，PCD）。而细胞坏死是因病理而产生的被动死亡，如物理或化学性的损伤或营养不良等均能导致细胞坏死。在抗肿瘤领域中，肿瘤细胞的失控生长，过度增殖可以从细胞凋亡的角度来解释，即凋亡受阻，不能正常进行细胞死亡清除。因此抗肿瘤药物和抗真菌药物都有着共同的目标，即抑制快速增长的肿瘤或真菌细胞。通过凋亡机制设计药物诱导细胞凋亡，激活真菌凋亡基因或将成为抗真菌药物研发的一个重要方向。因此，真菌细胞凋亡的检测方法对药物的作用机制研究，以及药效评价具有重要意义。正常细胞中磷脂酰丝氨酸（PS）分布在细胞膜脂质双层的内侧，但细胞早期凋亡中，PS 由内侧翻向外侧；PI 不能透过完整的细胞膜，但能够透过凋亡中晚期细胞以及死细胞的细胞膜而使细胞核染红。Annexin V 则是一种与 PS 有高度亲和力的磷脂结合蛋白，本实验中利用 Annexin V-FITC 和 PI 双染法对经药物作用后的真菌细胞染色，使用流式细胞仪区分处于不同凋亡时期的细胞，检测药物对真菌细胞凋亡的影响。

关键词　　真菌，细胞死亡，细胞凋亡，细胞坏死，程序化细胞死亡

材料与试剂

15 mL 摇菌管，1.5 mL 离心管，50 mL 离心管，血细胞计数板，二甲基亚砜（DMSO），70% 乙醇，蜗牛酶，2-巯基乙醇，蜗牛酶缓冲溶液，结合缓冲液，V-FITC，碘化丙啶（PI），PBS 缓冲溶液，YEPD 培养液。

溶液配制

（1）PBS 缓冲溶液（作用：清洗真菌）：NaCl 8.0 g，Na$_2$HPO$_4 \cdot$12H$_2$O 3.57 g，KCl 0.20 g，KH$_2$PO$_4$ 0.24 g，以超纯水定容至 1000 mL，经高压蒸汽灭菌（121 ℃，15 min），后于室温保存备用。

（2）YEPD 培养液（作用：活化真菌）：酵母浸膏 10.0 g，蛋白胨 20.0 g，D-葡萄糖 20.0 g，加超纯水 800 mL 溶解，再以超纯水定容至 1000 mL，经高压蒸汽灭菌（121 ℃，15 min），自然冷却至室温后于 4 ℃保存备用。

仪器设备

医用低温保存箱；生物安全柜；数显气浴恒温振荡器；精密分析电子天平；空冷型台式高速离心机；低速离心机；旋涡混合器；生物显微镜；微量可调移液器；流式细胞仪。

实验步骤

（1）待测化合物的配制：将待测化合物和阳性药 FLC 用 DMSO 配制成 2 mg/mL 的母液。

（2）待测菌株的活化：于 –80 ℃低温保存箱中取出冻存的待测菌株，吸取 10 μL 菌液加入装有 1 mL YEPD 培养液的 15 mL 摇菌管中，置于 30 ℃气浴恒温振荡培养箱中，200 r/min 振荡培养。24 h 后从 YEPD 菌悬液中吸取 10 μL 加入到新的 1 mL YEPD 培养液中，继续 30 ℃振荡培养 16 h，活化完成，此时的真菌即处于指数生长末期。

（3）菌悬液的配制：取处于指数生长末期的待测菌株置于 1.5 mL 离心管中，离心（3000 r/min，1 min），吸弃上清液，使用 1 mL PBS 缓冲溶液洗涤菌株，离心（3000 r/min，1 min），吸弃上清液，重复洗涤 3 次。取 10 μL 真菌原液稀释 100 倍后使用血细胞计数板于生物显微镜下计数，计算出真菌原液的菌浓度，然后用 YEPD 培养液稀释配制成实验所需浓度（5×10^5 CFU/mL）的菌悬液。

（4）药物作用及真菌培养：取 50 mL 离心管若干，每管加入 20 mL 菌悬液，向其中加入化合物配制成不同浓度的含药菌悬液，加入 FLC 作为阳性对照组，加入 DMSO 作为空白对照组。样品置于 30 ℃气浴恒温振荡培养箱中，220 r/min 振荡培养。

(5) 真菌的破壁处理：真菌培养 24 h 后，将样品离心（4000 r/min，5 min），收集真菌细胞，使用 PBS 洗涤 3 次，离心（3000 r/min，1 min），弃上清。称量湿菌重量，每 100 mg 真菌加入 3 mL 蜗牛酶缓冲溶液，250 μL 蜗牛酶和 12 μL 2-巯基乙醇，充分涡旋，并继续于 30 ℃下振荡孵育 1 h 以破坏真菌细胞壁。

(6) 真菌的固定、染色及流式检测：样品使用 PBS 洗涤 3 次后，使用 70% 乙醇固定过夜。去除乙醇溶液后再次用 PBS 洗涤，将样品重悬于 400 μL 结合缓冲液，向其中加入 5 μL V-FITC 并室温避光孵育 15 min，然后加入 10 μL PI，再孵育 15 min，随即使用流式细胞仪检测分析细胞凋亡情况。

实验注意事项

(1) PBS 缓冲溶液和培养液的配制和储存过程须保证无菌。

(2) 实验须在生物安全柜中进行，保证无菌操作，避免染菌导致实验失败。

(3) 细胞凋亡实验与细胞周期实验步骤大致相同，仅在染色和流式检测步骤有所区别。

第**3**篇

真菌感染动物模型建立及体内抗真菌活性评价

22

小鼠系统性念珠菌感染模型

摘　要　　　在药物研发的过程中，需要对筛选得到的苗头化合物开展动物水平的体内药效试验。经体外活性筛选测试得到的优选化合物，可能会存在肝肾毒性、首过效应以及生物利用度低下等问题，难以显示出与体外活性测试相一致的体内药效水平。因此，动物实验可作为进一步验证药效的有效手段，是候选药物在临床前研究中的重要环节。在真菌动物实验中，常以小鼠作为实验对象，针对不同类型的真菌，构建不同的感染模型。这部分主要介绍如何建立小鼠念珠菌感染模型（包括白念珠菌、光滑念珠菌、耳念珠菌），并通过小鼠荷菌量、组织切片等方式，考察药物在小鼠体内的抗真菌治疗效果。

关键词　　真菌，小鼠，念珠菌感染，荷菌量，体内抗真菌活性

材料与试剂

15 mL 摇菌管，1.5 mL 离心管，15 mL 离心管，血细胞计数板，1 mL 注射器，灌胃针，钢珠。二甲基亚砜（DMSO），PBS 缓冲溶液，生理盐水，甘油，吐温-80，环磷酰胺，YEPD 培养液，SDA 培养基，ICR 雌性小鼠。

溶液配制

（1）PBS 缓冲溶液（作用：清洗真菌）：NaCl 8.0 g，$Na_2HPO_4 \cdot 12H_2O$ 3.57 g，KCl 0.20 g，KH_2PO_4 0.24 g，以超纯水定容至 1000 mL，经高压蒸汽灭

菌（121 ℃，15 min），后于室温保存备用。

（2）YEPD培养液（作用：活化真菌）：酵母浸膏 10.0 g，蛋白胨 20.0 g，D-葡萄糖 20.0 g，加超纯水 800 mL 溶解，再以超纯水定容至 1000 mL，经高压蒸汽灭菌（121 ℃，15 min），自然冷却至室温后于 4 ℃保存备用。

（3）SDA培养基（作用：孵育真菌）：蛋白胨 10 g，D-葡萄糖 40 g，琼脂 20 g，加超纯水 800 mL 溶解，加入 100 mg 氯霉素，调整 pH 为 7.0，以超纯水定容至 1000 mL，高压蒸汽灭菌（121 ℃，15 min）。待冷却至 50～55 ℃，分倒入 9 mm 细菌培养皿中，自然冷却凝固后于 4 ℃保存备用。

仪器设备

医用低温保存箱；生物安全柜；数显气浴恒温振荡器；精密分析电子天平；空冷型台式高速离心机；低速离心机；旋涡混合器；生物显微镜；霉菌培养箱；微量可调移液器；高通量组织研磨仪。

实验步骤

（1）配药：将化合物的 DMSO 溶液混悬于含 1.5%甘油和 0.5%吐温-80 的生理盐水中，对照组为含等量 DMSO 的生理盐水，于 4 ℃保存备用。

（2）待测菌株的活化：于 –80 ℃低温保存箱中取出冻存的待测念珠菌，吸取 10 μL 菌液加入装有 1 mL YEPD 培养液的 15 mL 摇菌管中，置于 30 ℃气浴恒温振荡培养箱中，200 r/min 振荡培养。24 h 后从 YEPD 菌悬液中吸取 10 μL 加入到新的 1 mL YEPD 培养液中，继续 30 ℃振荡培养 16 h，活化完成，此时的真菌即处于指数生长末期。

（3）菌悬液的配制：取处于指数生长末期的待测念珠菌置于 1.5 mL 离心管中，离心（3000 r/min，1 min），吸弃上清液，使用 1 mL PBS 缓冲溶液洗涤菌株，离心（3000 r/min，1 min），吸弃上清液，重复洗涤 3 次。取 10 μL 真菌原液稀释 100 倍后使用血细胞计数板于生物显微镜下计数，计算出真菌原液的菌浓度，然后用生理盐水稀释配制成接种所需菌浓度（1×10^6 CFU/mL）的菌悬液。

（4）免疫抑制：于接种前 24 h，通过给小鼠腹腔注射环磷酰胺进行免疫抑制,以抑制小鼠自身免疫系统使其更容易被念珠菌侵袭(注射剂量:100 mg/kg,0.2 mL/只)。

(5) 接种:实验选用 ICR 雌性小鼠 (体重: 18～22 g),通过尾静脉注射接种念珠菌进行造模 (接种菌量: 0.2 mL/只,即 2×10^5 CFU/只)。

(6) 给药:接种念珠菌感染 24 h 后,采用腹腔注射或灌胃的给药方式 (操作要点见 "23 小鼠隐球菌性脑膜炎模型") 进行给药,连续给药 5 d,记录小鼠生存情况。

(7) 取肾、研磨:于第六天处死小鼠,解剖取出小鼠的肾脏 (需称重并记录),装入已编号的 1.5 mL 离心管中,每管加入 1 mL 生理盐水和 2 粒钢珠 (1 大 1 小),然后使用组织研磨仪研磨均匀,于 4 ℃保存。

(8) 涂板培养:将肾脏组织液稀释适当倍数后涂板于含有氯霉素 (100 mg/L) 的 SDA 培养基上,将培养皿置于 30 ℃恒温培养箱中静置培养 48 h。

(9) 数据处理:取出 SDA 培养皿进行单菌落计数,计算各组小鼠的肾脏荷菌量。借助作图分析软件 Graphpad prism 8 对各组之间的统计学差异进行 ANOVA 分析。

备注:若要进行小鼠肾脏病理切片实验,则将剖取的肾脏经 4%多聚甲醛溶液固定,常规取材,脱水,石蜡包埋,制片 (4 μm 厚),HE 染色,在光学显微镜下观察并拍照记录。

实验注意事项

(1) PBS 缓冲溶液和培养液的配制和储存过程须保证无菌。

(2) 将 SDA 培养液倒入 9 mm 细菌培养皿中时注意避免产生气泡,自然冷却凝固后放入 4 ℃ 冰箱待用。

(3) 配药时 DMSO 含量尽量控制在 2%以内。

(4) 造模时真菌的接种浓度根据菌株种类进行选择和调整。

(5) 进行组织研磨时,研磨肾选用一大一小两个钢珠。

(6) 组织研磨仪参数设置为 50 Hz,运行 1 min 研磨一次,间隔 2 min,再研磨第二次,一般经过两次研磨即可得到组织匀浆。

(7) 在 SDA 培养基上涂布菌液时注意涂布均匀,同时要避免玻璃涂布棒或玻璃珠划破培养基。

23

小鼠隐球菌性脑膜炎模型

摘　要　　隐球菌性脑膜炎，简称隐脑（cryptococcal meningitis，CM），是隐球菌所致的中枢神经系统的亚急性或慢性感染，在小鼠隐球菌性脑膜炎感染模型中可采用不同的考察方式进行体内药效评价，包括生存期和荷菌量。生存期是通过考察动物感染隐球菌后的生存时间来评价药物的疗效；荷菌量是通过考察动物脑组织中荷载的隐球菌含量来评价药物在小鼠体内的抗真菌治疗效果。常用的动物给药方式有灌胃、腹腔注射、尾静脉注射、肌内注射和滴鼻给药等，其中滴鼻给药作为一种无创的给药方式，具有避免肝脏首过效应、生物利用度高、药物吸收迅速、跨越血脑屏障等优点。本节主要介绍小鼠隐球菌性脑膜炎模型的建立方法，灌胃、腹腔注射和滴鼻给药等给药方式的操作要点，以及小鼠荷菌量、组织切片等评价方式，考察药物在小鼠体内的抗隐球菌治疗效果。

关键词　　隐球菌性脑膜炎，小鼠，荷菌量，生存期，体内抗真菌活性

材料与试剂

15 mL 摇菌管，1.5 mL 离心管，15 mL 离心管，血细胞计数板，1 mL 注射器，灌胃针，钢珠。二甲基亚砜（DMSO），PBS 缓冲溶液，生理盐水，甘油，吐温-80，YEPD 培养液，SDA 培养基，ICR 雌性小鼠。

溶液配制

（1）PBS 缓冲溶液（作用：清洗真菌）：NaCl 8.0 g，$Na_2HPO_4 \cdot 12H_2O$

3.57 g, KCl 0.20 g, KH$_2$PO$_4$ 0.24 g, 加超纯水 800 mL 溶解, 再以超纯水定容至 1000 mL, 经高压蒸汽灭菌 (121 ℃, 15 min), 后于室温保存备用。

(2) YEPD 培养液 (作用: 活化真菌): 酵母浸膏 10.0 g, 蛋白胨 20.0 g, D-葡萄糖 20.0 g, 加超纯水 800 mL 溶解, 再以超纯水定容至 1000 mL, 经高压蒸汽灭菌 (121 ℃, 15 min), 自然冷却至室温后于 4 ℃保存备用。

(3) SDA 培养基 (作用: 孵育真菌): 蛋白胨 10 g, D-葡萄糖 40 g, 琼脂 20 g, 加超纯水 800 mL 溶解, 加入 100 mg 氯霉素, 调整 pH 为 7.0, 以超纯水定容至 1000 mL, 高压蒸汽灭菌 (121 ℃, 15 min)。待冷却至 50～55 ℃, 分倒入 9 mm 细菌培养皿中, 自然冷却凝固后于 4 ℃保存备用。

仪器设备

医用低温保存箱; 生物安全柜; 数显气浴恒温振荡器; 精密分析电子天平; 空冷型台式高速离心机; 低速离心机; 旋涡混合器; 生物显微镜; 霉菌培养箱; 微量可调移液枪; 高通量组织研磨仪。

实验步骤

(1) 配药: 将化合物的 DMSO 溶液混悬于含 1.5%甘油和 0.5%吐温-80 的生理盐水中, 对照组为含等量 DMSO 的生理盐水, 于 4 ℃保存备用。

(2) 待测菌株的活化: 于 –80 ℃低温保存箱中取出冻存的待测隐球菌菌株, 吸取 10 μL 菌液加入装有 1 mL YEPD 培养液的 15 mL 摇菌管中, 置于 30 ℃气浴恒温振荡培养箱中, 200 r/min 振荡培养。24 h 后从 YEPD 菌悬液中吸取 10 μL 加入到新的 1 mL YEPD 培养液中, 继续 30 ℃振荡培养 16 h, 活化完成, 此时的真菌即处于指数生长末期。

(3) 菌悬液的配制: 取处于指数生长末期的待测隐球菌菌株置于 1.5 mL 离心管中, 离心 (3000 r/min, 1 min), 吸弃上清液, 使用 1 mL PBS 缓冲溶液洗涤菌株, 离心 (3000 r/min, 1 min), 吸弃上清液, 重复洗涤 3 次。取 10 μL 真菌原液稀释 100 倍后使用血细胞计数板于生物显微镜下计数, 计算出真菌原液的菌浓度, 然后用生理盐水稀释配制成接种所需菌浓度 (1×10^6 CFU/mL) 的菌悬液。

（4）接种：实验选用 ICR 雌性小鼠（体重：18~22 g），通过尾静脉注射接种隐球菌进行造模（接种菌量：0.2 mL/只，即 2×10^5 CFU/只）。

（5）给药：接种隐球菌感染 6 h 后，按照实验设计要求采用不同的给药方式。

① 灌胃给药　首先提取小鼠尾巴，将其放在鼠笼盖上，进行适当安抚；然后左手握小鼠，用拇指和食指捏住小鼠颈背部，用无名指及小指固定其尾和后肢。将小鼠头朝上，同时食指抵住顶骨，确保食道平直，右手持灌胃注射器，将灌胃针头由小鼠左侧口角，顺着上颚后壁插入咽部，轻轻移动灌胃针头前端，沿着平行于动物的纵轴，进入食道，没有抵触感后将灌胃针头插入胃部。若感到阻力或者动物挣扎时，应立即停止进针或将针拔出，稍作安抚后重新进行灌胃操作，以免损伤或穿破食道以及误入气管。

② 腹腔注射　首先提取小鼠尾巴，将其放在鼠笼盖上，进行适当安抚；然后左手握小鼠，用拇指和食指捏住小鼠颈背部，用无名指及小指固定其尾和后肢。小鼠头部略微朝下且腹部完全暴露，右手持注射器在下腹部离腹白线约 0.5 cm 处下针，使针头与小鼠腹部约成 30°夹角刺入腹部，调整针头方向约与小鼠腹部平行，缓慢进针。

③ 滴鼻给药　将小鼠固定后（也可采用乙醚轻度麻醉），一般麻醉后让小鼠倾斜 45°角使其头部和鼻孔向上，采用移液器吸取 20 μL 药物于左右鼻孔处缓慢滴加，注意观察，待药物经鼻黏膜充分吸收后，再继续滴加药物，两侧鼻孔轮流给药，直至达到要求剂量。由于鼻黏膜血管丰富，只适用于小剂量和溶解性好的药物，大剂量给药溶液容易导致小鼠呼吸困难甚至窒息。

注意：

a. 妥善固定小鼠头部，避免其避让或甩头；

b. 遵循少量多次的原则，一次滴入药液不宜太多，以免发生呛咳；

c. 鼻腔内一次给药量为 25~50 μL 为宜。

（6）评价方式

① 生存期　小鼠给药后，每天固定时间去动物房观察记录小鼠存活情况，并记录小鼠状态是否正常，是否出现精神萎靡等情况。生存曲线分析采用作图软件 Graphpad prism 8，通过 log-rank 检验方法量化各组的生存差异，并判断是否具有统计学差异。

② 荷菌量

a. 取材。于第六天处死小鼠，解剖取出小鼠的脑组织（需称重并记录），装入已编号的 1.5 mL 离心管中，每管加入 1 mL 生理盐水和 2 粒小钢珠，然后使用组织研磨仪研磨均匀，于 4 ℃保存。

b. 涂板培养。将脑组织液稀释适当倍数后涂布于含有氯霉素（100 mg/L）的 SDA 培养基上，将培养皿置于 30 ℃恒温培养箱中静置培养 48 h。

c. 数据处理。取出 SDA 培养皿进行单菌落计数，计算各组小鼠的脑组织荷菌量。采用作图分析软件 Graphpad prism 8 对各组之间的统计学差异进行方差分析（ANOVA）和事后分析（post hoc，采用 Bonferroni 和 Student-Newman-Keuls 检验方法）。

备注：若要进行小鼠脑组织病理切片实验，则将剖取的脑组织经 4%多聚甲醛溶液固定，脱水，石蜡包埋，制片（4 μm 厚），HE 染色，在光学显微镜下观察并拍照记录。

实验注意事项

（1）PBS 缓冲溶液和培养液的配制和储存过程须保证无菌。

（2）将 SDA 培养液倒入 9 mm 细菌培养皿中时注意避免产生气泡，自然冷却凝固后放入 4 ℃冰箱待用。

（3）配药时 DMSO 含量尽量控制在 2%以内。

（4）进行组织研磨时，研磨脑组织选用 2 粒小钢珠。

（5）组织研磨仪参数设置为 50 Hz，运行 1 min 研磨一次，间隔 2 min，再研磨第二次，一般经过两次研磨即可得到组织匀浆。

（6）在 SDA 培养基上涂布菌液时注意涂布均匀，同时要避免玻璃涂布棒或玻璃珠划破培养基。

24

小鼠皮肤感染模型

摘　要　　　　在评价药物的体内抗真菌药效时，通常是通过尾静脉接种真菌、感染小鼠脑部或肾脏来进行造模。此外，还可以通过皮内接种菌液感染小鼠局部皮肤组织进行造模，将待测药物溶液涂抹于接种部位，药物作用若干天后，剪取感染部位的皮肤进行研磨涂板处理，计算小鼠单位质量皮肤组织的荷菌量，以考察药物对小鼠真菌皮肤感染的治疗作用。小鼠皮肤感染模型的研究对于深入了解真菌皮肤感染疾病的发病机制、评价药物或疗法的疗效等方面具有重要意义。

关键词　　真菌，小鼠，皮肤感染，体内抗真菌活性

材料与试剂

15 mL 摇菌管，1.5 mL 离心管，15 mL 离心管，血细胞计数板，1 mL 注射器，灌胃针，钢珠。二甲基亚砜（DMSO），PBS 缓冲溶液，生理盐水，YEPD 培养液，含氯霉素（100 mg/L）SDA 培养基，BALB/c 小鼠。

溶液配制

（1）PBS 缓冲溶液（作用：清洗真菌）：NaCl 8.0 g，$Na_2HPO_4 \cdot 12H_2O$ 3.57 g，KCl 0.20 g，KH_2PO_4 0.24 g，以超纯水定容至 1000 mL，经高压蒸汽灭菌（121 ℃，15 min），后于室温保存备用。

（2）YEPD 培养液（作用：活化真菌）：酵母浸膏 10.0 g，蛋白胨 20.0 g，

D-葡萄糖 20.0 g，加超纯水 800 mL 溶解，再以超纯水定容至 1000 mL，经高压蒸汽灭菌（121 ℃，15 min），自然冷却至室温后于 4 ℃保存备用。

(3) SDA 培养基（作用：孵育真菌）：蛋白胨 10 g，D-葡萄糖 40 g，琼脂 20 g，加超纯水 800 mL 溶解，加入 100 mg 氯霉素，调整 pH 为 7.0，以超纯水定容至 1000 mL，高压蒸汽灭菌（121 ℃，15 min）。待冷却至 50～55 ℃，分倒入 9 mm 细菌培养皿中，自然冷却凝固后于 4 ℃保存备用。

仪器设备

医用低温保存箱；生物安全柜；数显气浴恒温振荡器；精密分析电子天平；空冷型台式高速离心机；低速离心机；旋涡混合器；生物显微镜；霉菌培养箱；微量可调移液器；高通量组织研磨仪。

实验步骤

(1) 配药：化合物及 FLC 使用乙醇和 PEG-40 氢化蓖麻油（1:1）配制成浓度为 20 mg/mL 的药物溶液，于 4 ℃保存备用。

(2) 待测菌株的活化：于 –80 ℃低温保存箱中取出冻存的待测菌株，吸取 10 μL 菌液加入装有 1 mL YEPD 培养液的 15 mL 摇菌管中，置于 30 ℃气浴恒温振荡培养箱中，200 r/min 振荡培养。24 h 后从 YEPD 菌悬液中吸取 10 μL 加入到新的 1 mL YEPD 培养液中，继续 30 ℃振荡培养 16 h，活化完成，此时的真菌即处于指数生长末期。

(3) 菌悬液的配制：取处于指数生长末期的待测菌株置于 1.5 mL 离心管中，离心（3000 r/min，1 min），吸弃上清液，使用 1 mL PBS 缓冲溶液洗涤菌株，离心（3000 r/min，1 min），吸弃上清液，重复洗涤 3 次。取 10 μL 真菌原液稀释 100 倍后使用血细胞计数板于生物显微镜下计数，计算出真菌原液的菌浓度，然后用生理盐水稀释配制成接种所需菌浓度（1×10^7 CFU/mL）的菌悬液。

(4) 接种：实验选用 BALB/c 小鼠（体重：18～22 g），随机分为 4 组，每组 3 只。将小鼠背部毛发剔除后进行皮内接种（接种菌量：100 μL/只，即 1×10^6 CFU/只）。

（5）给药：接种真菌感染 24 h 后，将预先配制的药物溶液局部涂抹于接种部位，连续给药 4 d，记录小鼠生存情况。

（6）取材、研磨：于第 5 天处死小鼠，剪取感染部位的皮肤（需称重并记录）。将所取皮肤组织分别装入已编号的 1.5 mL 离心管中，每管加入 1 mL 生理盐水和 2 粒钢珠（一大一小），然后使用组织研磨仪研磨均匀，于 4 ℃保存。

（7）涂板培养：将皮肤组织匀浆液使用 PBS 缓冲溶液稀释至适当浓度，吸取 100 μL 稀释液涂布于含有氯霉素（100 mg/L）的 SDA 培养基上，平行操作 3 次，将培养皿置于 35 ℃恒温培养箱中静置培养 48 h。

（8）数据处理：取出 SDA 培养皿进行单菌落计数，计算各组小鼠单位重量皮肤组织的真菌荷菌量。借助作图分析软件 Graphpad prism 8 对各组之间的统计学差异进行 ANOVA 分析。

实验注意事项

（1）PBS 缓冲溶液和培养液的配制和储存过程须保证无菌。

（2）将 SDA 培养液倒入 9 mm 细菌培养皿中时注意避免产生气泡，自然冷却凝固后放入 4 ℃冰箱待用。

（3）进行组织研磨时，研磨皮肤组织选用一大一小 2 粒钢珠。

（4）组织研磨仪参数设置为 50 Hz，运行 1 min 研磨一次，间隔 2 min，再研磨第二次，一般经过两次研磨即可得到组织匀浆。

（5）在 SDA 培养基上涂布菌液时注意涂布均匀，同时要避免玻璃涂布棒或玻璃珠划破培养基。

25

小鼠阴道炎感染模型

摘　要　　　念珠菌性阴道炎是一种由白念珠菌、光滑念珠菌等引起的女性生殖系统疾病，也称为外阴阴道假丝酵母菌病（vulvovaginal candidiasis，VVC）。它是由假丝酵母菌引起的，在免疫力低下、长期用抗生素、妊娠、糖尿病等情况下易引发感染。本节主要介绍利用小鼠念珠菌阴道炎感染模型考察药物对阴道炎感染的治疗效果。

关键词　　小鼠模型，阴道炎，念珠菌

材料与试剂

15 mL 摇菌管，1.5 mL 离心管，15 mL 离心管，9 cm 培养皿，血细胞计数板，注射器。二甲基亚砜（DMSO），PBS 缓冲溶液，YEPD 培养液，雌二醇，皮质激素（地塞米松），林可霉素，SPF 雌性小鼠。

溶液配制

（1）PBS 缓冲溶液（作用：清洗真菌）：NaCl 8.0 g，$Na_2HPO_4 \cdot 12H_2O$ 3.57 g，KCl 0.20 g，KH_2PO_4 0.24 g，以超纯水定容至 1000 mL，经高压蒸汽灭菌（121 ℃，15 min），后于室温保存备用。

（2）YEPD 培养液（作用：活化真菌）：酵母浸膏 10.0 g，蛋白胨 20.0 g，D-葡萄糖 20.0 g，加超纯水 800 mL 溶解，再以超纯水定容至 1000 mL，经高压蒸汽灭菌（121 ℃，15 min），自然冷却至室温后于 4 ℃保存备用。

（3）SDA 培养基（作用：孵育真菌）：蛋白胨 10 g，D-葡萄糖 40 g，琼脂 20 g，加超纯水 800 mL 溶解，加入 100 mg 氯霉素，调整 pH 为 7.0，以超纯水定容至 1000 mL，高压蒸汽灭菌（121 ℃，15 min）。待冷却至 50～55 ℃，分倒入 9 mm 细菌培养皿中，自然冷却凝固后于 4 ℃保存备用。

仪器设备

医用低温保存箱；生物安全柜；数显气浴恒温振荡器；精密分析电子天平；空冷型台式高速离心机；低速离心机；旋涡混合器；生物显微镜；霉菌培养箱；微量可调移液器。

实验步骤

（1）小鼠预处理：在接种前 6 天尾静脉注射雌二醇和地塞米松（每 2 天注射一次，每次注射雌二醇和地塞米松各 0.1 mg，共 3 次），造成小鼠假发情和免疫抑制的状态，扩张阴道。接种前再用林可霉素冲洗小鼠阴道，消除乳酸杆菌对小鼠模型的影响。

（2）待测菌株的活化：于 -80 ℃低温保存箱中取出冻存的菌株，吸取 10 μL 菌液加入装有 1 mL YEPD 培养液的 15 mL 摇菌管中，置于 30 ℃气浴恒温振荡培养箱中，200 r/min 振荡培养。24 h 后从 YEPD 菌悬液中吸取 10 μL 加入到新的 1 mL YEPD 培养液中，继续 30 ℃振荡培养 16 h，活化完成，此时的真菌即处于指数生长末期。

（3）菌悬液的配制：取处于指数生长末期的待测菌株置于 1.5 mL 离心管中，离心（3000 r/min，1 min），吸弃上清液，使用 1 mL PBS 缓冲溶液洗涤菌株，离心（3000 r/min，1 min），吸弃上清液，重复洗涤 3 次。取 10 μL 真菌原液稀释 100 倍后使用血细胞计数板于生物显微镜下计数，计算出真菌原液的菌浓度，然后用生理盐水稀释配制成实验所需浓度的菌悬液。

（4）接种：在注射的第六天取 20 μL 菌液（含 5×10^4 CFU），接种于小鼠的阴道。原位置停留并倒置小鼠 1～2 min，防止菌液溢出。

（5）模型评价：接种后第 2 d、4 d、7 d，每组取三只小鼠用 50 μL PBS 缓冲溶液进行阴道灌洗，并将灌洗液稀释 200 倍后取 20 μL 涂布于 SDA 培养基进行培养，观察菌落生长情况，并对小鼠外阴感染部位的红肿程度及分泌物变化情况进行观察，评价标准参考表1。

表1 小鼠阴道炎感染模型评价标准

指标	炎症反应	分值
红斑	无红斑	0
	非常轻度的红斑	1
	轻度红斑（暗淡红色）	2
	中度红斑（鲜艳红斑）	3
	重度红斑（紫黑红斑）	4
水肿	无水肿	0
	非常轻度的水肿	1
	轻度水肿	2
	中度水肿（凸出约 1mm）	3
	重度水肿（凸出＞1mm，并有暴露范围）	4
分泌物	无分泌物	0
	极少量的分泌物	1
	少量的分泌物	2
	中等量的分泌物（濡湿阴道周围）	3
	大量的分泌物（濡湿阴道周围相当大范围）	4
SDA 培养基培养情况 /（CFU/mL）	无菌落生长（＜10）	0
	非常少的菌落生长（10～30）	1
	少量的菌落生长（30～100）	2
	中等量的菌落生长（100～300）	3
	大量的菌落生长（＞300）	4
模型总体评价	极轻度炎症感染	0～4
	轻度炎症感染	5～8
	中度炎症感染	9～12
	重度炎症感染	13～16

注：实验时，极轻度炎症感染小鼠应被剔除，其余小鼠可视为造模成功。

(6) 给药：模型评价成功后，采用阴道灌注（20～30 μL）的方式给药，对照组阴道灌注等量 PBS 缓冲溶液或生理盐水。

（7）指标检测：

① 全身及阴道局部观察　给药后每日观察小鼠外阴红肿程度，毛发状况，记录体重，并可根据实际情况赋权重量化，模型评价指标（见表 1）同步骤 5。极轻度炎症感染（0～4），可视为转阴。

② 阴道灌洗液菌落培养　50 μL PBS 灌洗小鼠阴道，稀释 200 倍后取 20 μL 于 SDA 培养基上进行培养 48 h 后进行单菌落计数，小于 30 CFU/mL 可记为"转阴"。

③ 末次给药 12 h，完成其它指标检测后，处死小鼠，解剖分离阴道进行组织切片，观察药物对小鼠阴道感染组织的作用（观察并称重统计）。

（8）数据处理：取出 SDA 培养皿进行单菌落计数，计算各组小鼠的阴道荷菌量。借助作图分析软件 Graphpad prism 8 对各组之间的统计学差异进行 ANOVA 分析。

实验注意事项

（1）在接种病原真菌前，需要对小鼠进行严格的消毒处理，确保实验操作的无菌性。

（2）PBS 缓冲溶液和培养液的配制和储存过程须保证无菌。

（3）在实验过程中，需要对小鼠进行定期观察和监测，记录相关指标，以便及时发现问题并进行处理。

26

大蜡螟幼虫模型

摘　要　　鼠、兔等实验动物常用来进行抗真菌药物的体内药效评价，这些哺乳动物由于其遗传复杂性和较长的繁殖周期，使得感染造模后出现症状所需要的时间较长，加之成本较高以及伦理问题等，使得研究相关发病机制更具挑战性。因此，无脊椎动物（包括果蝇、黑腹果蝇、大蜡螟和线虫等）作为另一种模式生物，为研究宿主与病原体之间的相互作用、评价候选分子的体内药效以及寻找抗真菌新靶点提供了有力的筛选工具。大蜡螟幼虫具有较小的体积和简单的生理系统，这使得药物可以更方便地被递送到目标部位并发挥作用，通过简单的注射或饲喂方式，研究人员可以方便地将待测化合物递送到大蜡螟幼虫体内，从而快速地进行药效研究。利用大蜡螟幼虫模型研究抗真菌药物的疗效和作用机制，具有高效便捷的药物递送优势和后处理简单等特点。因此，本节主要介绍大蜡螟幼虫模型在研究化合物体内药效时的应用。

关键词　　真菌，大蜡螟，生存期，体内抗真菌活性

材料与试剂

15 mL 摇菌管，1.5 mL 离心管，15 mL 离心管，血细胞计数板，1 mL 注射器，汉密尔顿注射器（10 μL），钢珠。二甲基亚砜（DMSO），PBS 缓冲溶液，生理盐水，YEPD 培养液，大蜡螟幼虫。

溶液配制

（1）PBS 缓冲溶液（作用：清洗真菌）：NaCl 8.0 g，$Na_2HPO_4 \cdot 12H_2O$

3.57 g，KCl 0.20 g，KH$_2$PO$_4$ 0.24 g，以超纯水定容至 1000 mL，经高压蒸汽灭菌（121 ℃，15 min），后于室温保存备用。

（2）YEPD 培养液（作用：活化真菌）：酵母浸膏 10.0 g，蛋白胨 20.0 g，D-葡萄糖 20.0 g，加超纯水 800 mL 溶解，再以超纯水定容至 1000 mL，经高压蒸汽灭菌（121 ℃，15 min），自然冷却至室温后于 4 ℃保存备用。

仪器设备

医用低温保存箱；生物安全柜；数显气浴恒温振荡器；精密分析电子天平；空冷型台式高速离心机；低速离心机；旋涡混合器；生物显微镜；霉菌培养箱；微量可调移液器；高通量组织研磨仪。

实验步骤

（1）配药：化合物及 FLC 使用 PBS（含 25% DMSO）配制成浓度为 0.5 mg/mL 的药物溶液，于 4 ℃保存备用。

（2）待测菌株的活化：于 –80 ℃低温保存箱中取出冻存的待测菌株，吸取 10 μL 菌液加入装有 1 mL YEPD 培养液的 15 mL 摇菌管中，置于 30 ℃气浴恒温振荡培养箱中，200 r/min 振荡培养。24 h 后从 YEPD 菌悬液中吸取 10 μL 加入到新的 1 mL YEPD 培养液中，继续 30 ℃振荡培养 16 h，活化完成，此时的真菌即处于指数生长末期。

（3）菌悬液的配制：取处于指数生长末期的待测菌株置于 1.5 mL 离心管中，离心（3000 r/min，1 min），吸弃上清液，使用 1 mL PBS 缓冲溶液洗涤菌株，离心（3000 r/min，1 min），吸弃上清液，重复洗涤 3 次。取 10 μL 真菌原液稀释 100 倍后使用血细胞计数板于生物显微镜下计数，计算出真菌原液的菌浓度，然后用 PBS 缓冲溶液稀释配制成接种所需菌浓度的菌悬液（白念珠菌 SC5314，7.5×10^7 CFU/mL）。

（4）接种：实验选用大蜡螟幼虫，随机分为 4 组，每组 15 只，将上述浓度的菌悬液自幼虫左后足接种于体内（接种菌量：8 μL/只，即 6×10^5 CFU/只）。将感染幼虫按接种顺序依次置于 12 孔板中，每孔一只。

（5）给药：待接种 30 min 后将预先配制的药物溶液（8 μL）自幼虫右后足

注射入体内。给药完毕后将所有幼虫置于 37 ℃恒温孵育箱中，每隔 12 h 观察记录一次大蜡螟幼虫的生存情况。预防治疗的大蜡螟幼虫模型则在感染前进行给药处理，在给药 30 min 后接种菌悬液进行感染，其余步骤与操作与上述相同。

（6）数据处理：借助作图分析软件 Graphpad prism 8 对生存期进行作图，并计算各组中位生存期。

实验注意事项

（1）选用大蜡螟幼虫时要挑选体重均一且体表无斑点的。

（2）汉密尔顿注射器建议选用 26s 型号的针头（51 mm 长尖头）。

（3）利用汉密尔顿注射器接种时，每一针给完后都要清洗，否则注射器针头会被菌液堵住。

27

线虫实验

摘　要　　　线虫是一种无脊椎动物，繁殖周期短并且具有两性特征，因此可以短时间内保持遗传稳定性，加之其价格低廉、适合在液体分析中进行处理（便于在工作流程中实现自动化、高通量）且不存在伦理问题等独特的优势，可作为一种简便的模式宿主，用以快速评估抗真菌效果和药物毒性。自从有研究人员使用秀丽隐杆线虫（*Caenorhabditis elegans*，*C. elegans*）研究细胞凋亡遗传机制开始，线虫逐渐成为生物学领域中最常用的模式生物之一。秀丽隐杆线虫是第一种完成全基因组测序的多细胞真核生物，生命周期约 3 天，形态为半透明蠕虫状，以大肠杆菌等微生物为食，可大量培养和长期冷冻储存，解冻后也极易复苏。本实验中以秀丽隐杆线虫作为模式宿主，以致病白念珠菌作为病原体，研究真菌对线虫的生命周期影响以及抗真菌化合物对线虫念珠菌病模型的体内治疗效果。

关键词　　模式生物，线虫，体内研究，体内抗真菌活性

材料与试剂

15 mL 摇菌管，1.5 mL 离心管，15 mL 离心管，二甲基亚砜（DMSO），PBS 缓冲溶液，YEPD 液体，SDA 培养基，NGM 琼脂培养基，BHI 培养基，M9 缓冲溶液，大肠杆菌 OP50，秀丽隐杆线虫。

溶液配制

（1）PBS 缓冲溶液（作用：清洗真菌）：NaCl 8.0 g，$Na_2HPO_4 \cdot 12H_2O$

3.57 g，KCl 0.20 g，KH$_2$PO$_4$ 0.24 g，以超纯水定容至 1000 mL，经高压蒸汽灭菌（121 ℃，15 min），后于室温保存备用。

（2）YEPD 培养液（作用：活化真菌）：酵母浸膏 10.0 g，蛋白胨 20.0 g，D-葡萄糖 20.0 g，加超纯水 800 mL 溶解，再以超纯水定容至 1000 mL，经高压蒸汽灭菌（121 ℃，15 min），自然冷却至室温后于 4 ℃ 保存备用。

（3）SDA 培养基（作用：孵育真菌）：蛋白胨 10 g，D-葡萄糖 40 g，琼脂 20 g，加超纯水 800 mL 溶解，加入 100 mg 氯霉素，调整 pH 为 7.0，以超纯水定容至 1000 mL，高压蒸汽灭菌（121 ℃，15 min）。待冷却至 50～55 ℃，分倒入 9 mm 细菌培养皿中，自然冷却凝固后于 4 ℃ 保存备用。

（4）NGM 琼脂培养基（作用：孵育线虫）：蛋白胨 2.5 g，氯化钠 3.0 g，琼脂 17.0 g，加超纯水 971 mL 溶解，高压蒸汽灭菌（121 ℃，15 min）。灭菌后冷却至 50～55 ℃，加入抽滤除菌的 1 mol/L K$_2$HPO$_4$-KH$_2$PO$_4$ 缓冲液（pH = 6.0）25 mL，5 mg/mL 胆固醇溶液（乙醇溶解）1 mL，1 mol/L MgSO$_4$ 1 mL，1 mol/L CaCl$_2$ 1 mL 和 100 mg/mL strep（链球菌）1 mL，分倒入 9 mm 细菌培养皿中，倒好平板后将 100 μL 含 OP50 的 LB 培养液均匀涂布于培养基中间区域，室温放置两天后使用。

（5）BHI 培养基（作用：孵育真菌）：蛋白胨 10 g，脱水小牛脑浸粉 12.5 g，脱水牛心浸粉 5 g，氯化钠 5 g，葡萄糖 2 g，磷酸氢二钠 2.5 g，加超纯水 800 mL 溶解，超纯水定容至 1000 mL，高压蒸汽灭菌（121 ℃，15 min）。冷却至 50～55 ℃，分倒入 9 mm 细菌培养皿中，自然冷却凝固后于 4 ℃ 保存备用。

仪器设备

医用低温保存箱；生物安全柜；数显气浴恒温振荡器；精密分析电子天平；空冷型台式高速离心机；低速离心机；旋涡混合器；生物显微镜；霉菌培养箱；微量可调移液器；垂直混合仪。

实验步骤

（1）线虫的培养：应用秀丽隐杆线虫，于 NGM 琼脂培养基上培养繁殖，以大肠杆菌 OP50 为食饲养线虫。新孵化出的线虫于 25 ℃ 培养 3 天，使其成长为成虫，用于实验。

（2）线虫的同期化：秀丽隐杆线虫于 15 ℃培养 5～6 天至育卵后，用 6 mL M9 缓冲溶液冲下，加入到 15 mL 离心管中，将样品离心（3000 r/min，1 min），弃上清液，留下 500 μL，加入 500 μL 裂解液。在显微镜下观察成虫有断裂后，在 15 mL 离心管中加 M9 缓冲溶液至 15 mL，离心（3000 r/min，1 min），弃上清，留 100 μL，用 M9 缓冲液反复洗 3 次，最后用 5 mL M9 缓冲溶液重悬剩余的 100 μL 虫卵，在垂直混合仪中 M9 缓冲液中孵化过夜，得到 L1 期幼虫，将幼虫转移到 NGM 琼脂培养基上 25 ℃培养 3 天，得 L4 期同步化的成虫。

（3）线虫真菌感染实验模型的建立：将真菌于 YEPD 液体培养基中 30 ℃培养过夜（24 h），取 200 μL 涂布于 BHI 琼脂平板（含 45 μg/mL 卡那霉素，用于抑制细菌生长），30 ℃培养 24 h。用无菌 M9 缓冲液从 NGM 琼脂培养基上小心收集线虫成虫，将 400～500 条线虫置于 BHI 琼脂平板上真菌生长坪的中央，25 ℃孵育 4 h，让线虫有足够的时间吞食真菌。用 6 mL 无菌 M9 缓冲液非常小心地将线虫收集入 15 mL 锥形管，用无菌 M9 缓冲溶液清洗线虫 4 次。将线虫转移至 12 孔板中，每个实验组 30 只，12 孔板中各个孔分别加入 2 mL 液体培养基（含 80% M9，20% BHI 和 45 μg/mL 卡那霉素）。

（4）药效监测：配制不同浓度的待测化合物，加入到以上含感染线虫的培养基中，以氟康唑为阳性对照组，并设立不加药空白对照组，每种处理均设 3 孔平行对照。将培养板于 25 ℃培养 5 天，每 24 h 观察记录各孔线虫存活情况。活线虫形态呈正弦型；死线虫形态呈直线型，无蠕动，铂丝触碰无反应。

（5）数据处理：线虫生存数据采用 Kaplan-Meier 方法并借助作图分析软件 Graphpad prism 8 进行作图，使用 log-rank 检验进行统计学分析，$P < 0.05$ 即认为有统计学意义。

实验注意事项

（1）PBS 缓冲溶液和培养液的配制和储存过程须保证无菌。

（2）将 NGM 琼脂培养基和 BHI 琼脂培养基倒入 9 mm 细菌培养皿中时注意避免产生气泡，自然冷却凝固后放入 4 ℃ 冰箱待用。

（3）在 BHI 琼脂培养基上涂布菌液时注意涂布均匀，同时要避免玻璃涂布棒划破培养基。

28

血脑屏障透过实验

摘 要　　隐球菌是一种机会性、嗜神经性真菌病原体，主要造成中枢神经系统（central nervous system，CNS）的感染，即隐球菌性脑膜炎（cryptococcal meningitis，CM）。不同于其它条件致病菌感染，该病在免疫正常人群中也可发生。能够透过血脑屏障（blood brain barrier，BBB）到达患病部位是治疗 CM 药物的首要前提。体外模拟血脑屏障并进行透过率检测能够高效筛选药物，减少繁琐且成本高昂的动物实验；也可通过药代动力学的检测方式考察药物 BBB 透过率，实验成本相对更高。本实验中采用平行人工膜渗透实验（parallel artificial membrane permeation assay，PAMPA）测试化合物的 BBB 透过率，以渗透系数衡量其透膜能力。

关键词　　真菌，血脑屏障，渗透系数

材料与试剂

96 孔微滤膜，96 孔紫外透明平底板，PBS 缓冲溶液，乙醇，猪脑组织提取物。

溶液配制

（1）PBS 缓冲溶液：NaCl 8.0 g，Na$_2$HPO$_4$·12H$_2$O 3.57 g，KCl 0.20 g，KH$_2$PO$_4$ 0.24 g，以超纯水定容至 1000 mL，经高压蒸汽灭菌（121 ℃，15 min），后于室

温保存备用。

（2）2%猪脑组织提取物溶液：称取猪脑提取物 20 mg，加入 1.0 mL 十二烷溶液，超声溶解，使用时现配现用。

仪器设备

精密分析电子天平；空冷型台式高速离心机；旋涡混合器；霉菌培养箱；酶标仪；微量可调移液器。

实验步骤

（1）待测化合物的配制：将待测化合物和阳性药地西泮（Diazepam）用 DMSO 配制成 5 mg/mL 的母液，实验时使用缓冲溶液（PBS/EtOH＝70/30）稀释至 100 μg/mL。

（2）PAMPA 模型的建立：取 2%猪脑组织提取物溶液均匀铺满 96 孔微滤膜形成人工疏水膜，作为给药池，向其加入 200 μL 待测化合物测试液（100 μg/mL），每个化合物作四复孔。将供体池放在预先填充 300 μL 缓冲溶液（PBS/EtOH＝70/30）的接受池上，使接受池与给药池充分接触。置于密封袋中，于 25 ℃恒温培养箱中静置培养。

（3）渗透系数（P_e）的测定：培养 12 h 后，将上方的给药池移走，从接受池中吸取 180 μL 溶液于 96 孔紫外透明平底板中，使用酶标仪在化合物最大吸收波长处读取吸光度值（OD），按下面的公式计算化合物的渗透系数 P_e。

P_e 的计算公式如下：

$$P_e = -\left\{ \frac{V_d \times V_a}{(V_d + V_a) A \times t} \right\} \times \ln\left(1 - \frac{OD_a}{OD_d}\right)$$

注：V_d 和 V_a 分别为给药池和接受池的体积；OD_a 和 OD_d 分别为接收池和给药池中化合物的吸光度值；A 为人工疏水膜表面积；t 为作用时间。

实验注意事项

（1）PBS 缓冲溶液和培养液的配制和储存过程须保证无菌。

（2）2%猪脑组织提取物溶液须现用现配。

（3）将 2%猪脑组织提取物溶液加入 96 孔微滤膜时注意均匀铺满，避免人工疏水膜的厚度不均匀而影响实验结果。

第4篇

常用的真菌分子生物学实验及应用举例

29

基因敲除技术

摘　要　　　白念珠菌是最常见的致病真菌之一，被广泛用作研究真菌毒力的模式生物。通过基因编辑技术对特定基因进行敲除和沉默基因表达，是研究白念珠菌基因功能，确证药物靶点的有效手段。目前应用于真菌的基因编辑技术大致可分为两类：一是基于抗性标记筛选替换目标基因的传统手段；二是以 CRISPR/CAS9 系统为基础直接对基因组进行剪切拼接的新型技术。抗性标记筛选策略是使用一个可赋予白念珠菌某种特定环境压力下存活抗性的基因片段替换需删除的目的基因或搭载基因编辑设计片段，利用同源重组的原理替换白念珠菌基因组的特定序列，再通过特定环境压力筛选出成功敲除目标基因的突变株。本实验介绍的基因缺陷株构建采用 Reuss 团队所设计的 *SAT1*-flipper 策略，属于抗性标记筛选的传统手段，其原理是：利用链丝菌素乙酰转移酶基因（*SAT1*）组合 *MAL2* 启动子调控的 FLP 重组酶体系，构建以诺尔斯菌素耐药性为抗性标记的 *SAT1*-flipper 基因编辑工具盒，提取搭载工具盒的质粒转染白念珠菌，通过同源重组的方式使用工具盒替换目标基因，再借由工具盒中的 Ca-FLP 功能序列通过简单的传代培养环除替换入基因组的工具盒，达到敲除目的基因的目的。该方法具有技术手段成熟、实验操作门槛低、操作快捷、敲除菌基因型准确可控的优势。

关键词　　白念珠菌，目的基因，标记，基因敲除

材料与试剂

LB 肉汤培养基（Sangon Biotech A507002），氨苄青霉素三水（Sangon

Biotech A100741)，SanPrep 柱式质粒 DNA 抽提试剂盒（Sangon Biotech B518191），限制性内切酶 SacI（NEB R0156L），限制性内切酶 ApaI（NEB R0114L），酵母转化试剂盒（上海懋康生物科技有限公司 MF2501），TE 缓冲溶液（Sangon Biotech B541019），硫酸诺尔斯菌素（上海懋康生物科技有限公司 MS0026），Ex Taq（TaKaRa RR001），10×DNA 上样缓冲溶液（Vazymse P022-01），DNA 分子量标准标记物 100～5000 bp（B500351），核酸染料 Super Red（Biosharp BS354B），低电渗琼脂糖（Sangon Biotech A600014）。

15 mL 摇菌管，1.5 mL 离心管，玻璃珠，YEPD 培养液，YPM 培养液，200+诺尔斯菌素板，LB 培养液，离子水。

溶液配制

（1）YEPD 培养液：酵母浸膏 10.0 g，蛋白胨 20.0 g，D-葡萄糖 20.0 g，加超纯水 800 mL 溶解，再以超纯水定容至 1000 mL，经高压蒸汽灭菌（121 ℃，15 min），自然冷却至室温后于 4 ℃保存备用。

（2）YPM 培养液：酵母浸膏 10.0 g，蛋白胨 20.0 g，麦芽糖 50.0 g，加超纯水 800 mL 溶解，再以超纯水定容至 1000 mL，经高压蒸汽灭菌（121 ℃，15 min），自然冷却至室温后于 4 ℃保存备用。

（3）200+诺尔斯菌素板：酵母浸膏 10.0 g，蛋白胨 20.0 g，D-葡萄糖 20.0 g，琼脂 20.0 g，加超纯水 800 mL 溶解，再以超纯水定容至 1000 mL，经高压蒸汽灭菌（121 ℃，15 min），自然冷却至 50 ℃后称取诺尔斯菌素 200 mg 加入培养基中，倒入培养皿中，冷却凝固后于 4 ℃保存备用。

（4）LB 培养液：LB 培养基 20 g，加超纯水 800 mL 溶解，再以超纯水定容至 1000 mL，经高压蒸汽灭菌（121 ℃，15 min），自然冷却至室温后于 4 ℃保存备用。

仪器设备

医用低温保存箱；生物安全柜；数显气浴恒温振荡器；精密分析电子天平；空冷型台式高速离心机；低速离心机；旋涡混合器；生物显微镜；霉菌培养箱；

微量可调移液器；电泳仪；反转录用 PCR 仪；生物电泳图像分析系统。

实验步骤

(1) 质粒（大肠杆菌）的活化：取 4 支摇菌管，分别加入 5 mL LB 培养液，并标记 0（作为空白对照）、1、2、3。每个摇菌管中加入 10 μL 的氨苄青霉素溶液（50 mg/mL）。取 1、2、3 管，分别加入 10 μL 的大肠杆菌。4 管均放入 30 ℃气浴恒温振荡培养箱中，200 r/min 振荡培养 24 h。

(2) 工具质粒的纯化与提取（SanPrep 柱式质粒 DNA 抽提试剂盒）：

① 分别取 1 mL 的高拷贝质粒于 1.5 mL 离心管中，离心（离心力为 8000 g，2 min），倒尽上清液，再重复以上操作，直至菌体全部转移进同一个离心管中，3 管平行操作。

② 在菌体沉淀中加入 250 μL 的缓冲溶液 P1，吹打或振荡直至彻底悬浮菌体，3 管平行操作。

③ 再加入 250 μL 的缓冲溶液 P2，立即温和颠倒离心管 5～10 次，（每加一管立即颠倒，不能一起加入再颠倒），静置 4 min（计时从第一管样品加入开始，最多不超过 5 min）。

④ 继续加入 350 μL 的缓冲溶液，立即混合颠倒离心管 10 次（加一管混匀一管），离心（9000 g，7 min），将上清液分别小心引入 3 个吸附柱，离心（9000 g，30 s），倒掉收集管中的液体。

⑤ 继续向吸附柱中加入 500 mL 的去蛋白液缓冲溶液 DW1，离心（9000 g，30 s），倒掉收集管中的液体。

⑥ 向吸附柱中加入 500 μL 洗涤液，离心（9000 g，30 s），倒掉收集管中的液体，再将吸附柱放回，该步骤重复一次。

⑦ 将的吸附柱与收集管（空管），放入离心机离心（9000 g，1 min），同时将洗脱液放入 60 ℃烘箱预热。

⑧ 将离心好的吸附柱打开放置 5 min（使乙醇挥发干），把吸附柱上半部分转移至 1.5 mL 的离心管中，加入 50 μL 洗脱缓冲溶液（已提前预热好），室温静置 2 min，离心（9000 g，1 min），将离心管中的质粒 DNA 置于 −20 ℃

冰箱中保存。

(3) 线性化质粒工具片段：

① 将提纯后的质粒加入 1 μL 的 SacI+1 μL 的 ApaI 酶+10× 酶切体系缓冲溶液，37 ℃孵育 8～12 h。

② 酶切后质粒溶液金属浴加热（80 ℃，20 min）使酶失活，−20 ℃保存。

(4) 转化：

① 取 15 mL 摇菌管 3 个，3 管中分别加入 1 mL 的 YEPD 培养基，分别标记 0（空白对照）、1、2，取其中 1、2 管中加入白念珠菌野生型亲本株，再放入 30 ℃数显气浴恒温振荡器中培养 16 h。

② 量取上述 1、2 菌液分别取 500 μL 置于 50 mL 离心管中，命名 1、2 并用 YEPD 培养基稀释至 25 mL，于 30 ℃数显气浴恒温振荡器中培养 4～6 h，至读取 OD_{630} 值在 0.5～1.0（0.5 最佳）。

③ 将步骤②的 1、2 菌液合并于一个 50 mL 的离心管中，离心（5000 r/min，5min），弃去上清液，加入 25 mL 的无菌水，吹打均匀后再离心（5000 r/min，5min），弃去上清液，加入 500 μL 混合溶液 A（0.1 mL 1 mol/L 醋酸锂，0.1 mL 10×TE 缓冲溶液，0.8 mL 无菌水，混合均匀），吹打轻微涡旋，转移至 1.5 mL 的离心管。

④ 取提取质粒 DNA 100 μL+步骤③的混合溶液 100 μL+10 μL CAlf Thymus DNA siymu，用金属浴加热（100 ℃，8 min），再迅速冷却。

⑤ 取步骤④混合的溶液，轻微摇晃混匀，于 30 ℃振荡孵育 30 min。

⑥ 取出菌液，加入 700 μL 的混合溶液 B（0.1 mL 1 mol/L 醋酸锂，0.1 mL 10×TE 缓冲溶液，0.8 mL 50% PEG），继续于 30 ℃振荡孵育过夜（16 h）。

⑦ 取出菌液离心（13000 r/min，10 s），弃去上清液，加入 1 mL 无菌水（沿着管壁轻轻加入，勿吹洗菌），不打匀直接倒掉上清液。

⑧ 加入 1 mL YEPD，于 30 ℃振荡培养 4 h。取上培养的菌液离心（13000 r/min，10 s），倒掉上清液，用残留液体打匀菌体，用玻璃珠将菌液均匀涂布在含有药物的 200+诺尔斯菌素板上，于 30 ℃烘箱培养 2 天，直至有肉眼可见的菌落长出。

(5) 转化后的转板：取出上述培养了 2 天的 200+诺尔斯菌素板，用枪头挑出板上的菌体（圆点）转移到 200+诺尔斯菌素板上，继续于 30 ℃烘箱培养 1 天。

(6) PCR：

① 选取较厚的菌株，用枪头轻轻挑取约小米粒大小菌体，用 100 μL 的无菌水混合均匀。

② 取八连管，加 5 管 14.7 μL 的菌液，再分别加入 2 μL 的缓冲溶液和 1.6 μL 的 dNTP。

③ 用 PCR 仪 100 ℃加热 30 min。

④ 分别加入 0.8 μL 的上下游引物对和 0.3 μL 的酶（Taq）。

⑤ 放入 PCR 仪，运行 3 h（热盖温度 94 ℃，变性温度 94 ℃，退火温度 56 ℃，延伸温度 72 ℃，循环 33 次）。

(7) 凝胶电泳验证：

① 用去离子水清洗量筒、跑胶板等实验配件，在 1 L 的量筒中加入 14 mL 的 50×TAE，再加入去离子水定容至 700 mL（用于制胶和当作电泳液）。

② 量取上述 TAE 的去离子水 100 mL 于锥形瓶中，称取琼脂糖 1 g，加入锥形瓶，放入微波炉加热 3 min 左右直至完全溶解。

③ 取 10 万×的核酸染料显色剂 10 μL 加入 100 mL 的溶液中，倒入制胶模型中，插入孔条，冷却 40 min 以上，备用。如果当天不用则需将凝胶保存于含有去离子水的自封袋里，防止凝胶干燥和硬脆。

④ 每孔样品:上样缓冲液=5:1，加入胶孔中，最后使用同样的方法加入 5 μL 的标记物（Marker），使用电泳仪 120 V 电压跑胶 45 min。

⑤ 跑胶结束后，取出胶板，于生物电泳图像分析系统中观测条带（检测波长：254 nm）。

(8) 抗性标记删除：

① 取 1 支 15 mL 摇菌管加入 5%麦芽糖的 YPM 培养基，挑取 PCR 验证基因型正确的菌落加入其中，30 ℃摇床培养 24 h。

② 离心，PBS 冲洗菌液，重悬于 1 mL PBS 中，取 50 μL 于空白 YEPD 培养基上涂板，30 ℃烘箱孵育 1～2 天，标记单克隆菌落。

③ 挑取标记菌落转涂于 200+诺尔斯菌素板上，30 ℃烘箱孵育 1～2 天，无法于诺尔斯菌素板上生长的菌落即为抗性标记已删除的基因构建株。

实验注意事项

（1）质粒的纯化与提取时，温和颠倒离心管的幅度要小。将离心好的吸附柱打开放置 5 min，为了乙醇可以充分挥发干，以防影响 DNA 提取浓度。

（2）转化时，白念珠菌种需挑单克隆，确保亲本株基因型相同，并留存。

（3）转化后的转板，需挑取最早长出来的单克隆菌落进行转板。

（4）Taq 酶需要放在冰盒上进行试验操作。

30

实时 RT-PCR 实验

摘　要　　　为了考察候选化合物对真菌基因表达水平的调控作用，例如外排泵基因 *CDR1*、*CDR2*、*MDR1*，白念珠菌的菌丝被膜形成相关基因 *EFG1*、*TEC1* 和 *CPH1* 等，我们通常会用到实时 RT-PCR（real-time RT-PCR）技术。PCR（聚合酶链式反应）是一种体外 DNA 扩增技术，是在模板 DNA、引物和 4 种脱氧核苷酸存在的条件下，依赖于 DNA 聚合酶的酶促合反应，将待扩增的 DNA 片段与其两侧互补的寡核苷酸链引物经高温变性、低温退火、引物延伸三步反应的多次循环，使 DNA 片段在数量上呈指数增加，从而在短时间内获得我们所需的大量的特定基因片段。RT-PCR 是指逆转录 PCR 或反转录 PCR（reverse transcription-PCR，RT-PCR），是 PCR 的一种广泛应用的变形。在 RT-PCR 中，一条 RNA 链被逆转录成为互补 DNA，再以此为模板通过 PCR 进行 DNA 扩增，但 RT-PCR 仅可用作定性检测，不能作定量检测。而实时 RT-PCR 是利用 mRNA 或总 RNA 为模板的实时定量逆转录 PCR 技术（quantitative real-time RT-PCR），可以定量分析目标基因的表达情况。

关键词　真菌，基因表达，基因调控

材料与试剂

15 mL 摇菌管，1.5 mL 离心管，15 mL 离心管，100 mL 锥形瓶，血细胞计数板，二甲基亚砜（DMSO），PBS 缓冲溶液，YEPD 培养液，RNA 提取试剂盒（RNasy Plant Mini Kit，QIAGEN，德国），反转录试剂盒（Takara，Biotechnology，

中国），PCR 扩增试剂盒（Takara，Biotechnology，中国），PCR 48 孔板、96 孔板，PCR 8 联管。

溶液配制

（1）PBS 缓冲溶液（作用：清洗真菌）：NaCl 8.0 g，$Na_2HPO_4 \cdot 12H_2O$ 3.57 g，KCl 0.20 g，KH_2PO_4 0.24 g，以超纯水定容至 1000 mL，经高压蒸汽灭菌（121 ℃，15 min），后于室温保存备用。

（2）YEPD 培养液（作用：活化真菌）：酵母浸膏 10.0 g，蛋白胨 20.0 g，D-葡萄糖 20.0 g，加超纯水 800 mL 溶解，再以超纯水定容至 1000 mL，经高压蒸汽灭菌（121 ℃，15 min），自然冷却至室温后于 4 ℃保存备用。

仪器设备

医用低温保存箱；生物安全柜；数显气浴恒温振荡器；精密分析电子天平；空冷型台式高速离心机；低速离心机；旋涡混合器；生物显微镜；微量可调移液器；反转录用 PCR 仪；荧光定量用 PCR 仪。

实验步骤

（1）待测化合物的配制：将待测化合物和阳性药 FLC 用 DMSO 配制成 8 mg/mL 的母液。

（2）待测菌株的活化：于 –80 ℃低温保存箱中取出冻存的待测菌株，吸取 10 μL 菌液加入装有 1 mL YEPD 培养液的 15 mL 摇菌管中，置于 30 ℃气浴恒温振荡培养箱中，200 r/min 振荡培养。24 h 后从 YEPD 菌悬液中吸取 10 μL 加入到新的 1 mL YEPD 培养液中，继续 30 ℃振荡培养 16 h，活化完成，此时的真菌即处于指数生长末期。

（3）菌悬液的配制：取处于指数生长末期的待测菌株置于 1.5 mL 离心管中，离心（3000 r/min，1 min），吸弃上清液，使用 1 mL PBS 缓冲溶液洗涤菌株，离心（3000 r/min，1 min），吸弃上清液，重复洗涤 3 次。取 10 μL 真菌原液稀释 100 倍后使用血细胞计数板于生物显微镜下计数，计算出真菌原液的菌浓度，然后用 YEPD 培养液稀释配制成实验所需浓度（1×10^6 CFU/mL）的菌悬液。

（4）药物作用及真菌培养：取 100 mL 锥形瓶若干，每瓶加入 50 mL 菌悬液及不同浓度的待测药物，以加 FLC 的菌悬液作为阳性对照组，以不加药的菌悬液作为空白对照组，置于 30 ℃气浴恒温振荡培养箱中，以 220 r/min 的转速振荡培养。

（5）RNA 的提取：孵育 24 h 后，离心（3000 r/min，1 min），收集真菌细胞，使用 PBS 缓冲溶液洗涤 3 次。按照 RNA 提取试剂盒说明书的操作步骤提取总 RNA，于 −80 ℃保存。

（6）RNA 的逆转录：根据反转录试剂盒进行两步逆转录反应（37 ℃，15 min；85 ℃，5 s）获得各组的 cDNA，于 4 ℃保存。

（7）实时 RT-PCR 实验：参照 PCR 扩增试剂盒的操作步骤，在 LightCycler Real-time PCR 系统（Roche diagnostics，GmbH Mannheim，Germany）上进行实时 RT-PCR 实验。以 SYBR Green I 为荧光指示剂，*ACT1* 为内参基因，测定 SYBR Green I 在每个周期内的荧光变化及循环阈值（Cycle thresold，Ct）。以 *ACT1* 为对照，计算 $2^{-(\Delta\Delta Ct)}$ 值（Livak 法），即为各待测基因的相对表达量。

组内：$\Delta Ct = Ct_{待测基因} - Ct_{内参基因}$

组间：$\Delta\Delta Ct = \Delta Ct_{处理组待测基因} - \Delta Ct_{对照组对应基因}$

实验注意事项

（1）PBS 缓冲溶液和培养液的配制和储存过程须保证无菌。

（2）利用 Candida Genome Database 和 NCBI 数据库查询 real-time RT-PCR 实验中目的基因的序列，利用 Primer-BLAST 系统设计引物，委托上海生工生物工程技术有限公司合成引物。

（3）严格按照 RNA 提取试剂盒、反转录试剂盒和 PCR 扩增试剂盒上的要求和方法进行实验。

（4）提取的 RNA 于 −80 ℃保存，RNA 会逐渐降解，故保存时间不宜过久，尽量在两周内完成实验。

（5）铺板时注意操作规范、加样精确，避免数据跳孔。

31

Western blot 实验

摘　要　　Western blot 即蛋白印迹法，是分子生物学、生物化学和免疫遗传学中常用的一种实验方法，通过 Western blot 实验可完成化合物在蛋白水平的功能验证。1979 年瑞士米歇尔弗雷德里希生物研究所的 Harry Towbin 提出了蛋白印迹法，1981 年 Neal Burnette 在其所著的《分析生物化学》中首次将蛋白印迹法命名为"Western blot"。其基本原理是通过特异性抗体对凝胶电泳处理过的细胞或生物组织样品进行着色，通过分析着色的位置和着色深度获得特定蛋白质在所分析的细胞或组织中表达情况的信息。Western blot 法能够从生物组织的粗提物或者部分纯化的粗提物中检测和识别几种特异的蛋白质，其灵敏度可以达到标准的固相放射免疫分析的水平，而且又不需要像免疫沉淀法那样对靶蛋白进行放射性标记。此外，由于蛋白质的电泳分离几乎都在变性条件下进行，因此无须考虑溶解、聚集以及靶蛋白与外来蛋白共沉淀等问题。

关键词　　真菌，蛋白印迹法，作用机制

材料与试剂

15 mL 摇菌管，1.5 mL 离心管，15 mL 离心管，破碎管，血细胞计数板，DMSO，0.5 mm 的酸洗玻璃珠，蛋白裂解液，三联管试剂，Loading Buffer，PBS 缓冲溶液，YEPD 培养液，RPMI 1640 培养液。

溶液配制

(1) PBS 缓冲溶液（作用：清洗真菌）：NaCl 8.0 g，$Na_2HPO_4 \cdot 12H_2O$ 3.57 g，KCl 0.20 g，KH_2PO_4 0.24 g，以超纯水定容至 1000 mL，经高压蒸汽灭菌（121 ℃，15 min），后于室温保存备用。

(2) YEPD 培养液（作用：活化真菌）：酵母浸膏 10.0 g，蛋白胨 20.0 g，D-葡萄糖 20.0 g，加超纯水 800 mL 溶解，再以超纯水定容至 1000 mL，经高压蒸汽灭菌（121 ℃，15 min），自然冷却至室温后于 4 ℃保存备用。

(3) RPMI 1640 培养液（作用：孵育真菌）：RPMI 1640（Gibco BRL）10.0 g，$NaHCO_3$ 2.0 g，3-吗啉丙磺酸（MOPS）34.5 g，NaOH 2.7 g，以超纯水定容至 1000 mL，经 0.45 μm、0.22 μm 微孔滤膜抽滤灭菌，后于 4 ℃保存备用。

仪器设备

医用低温保存箱；生物安全柜；数显气浴恒温振荡器；精密分析电子天平；空冷型台式高速离心机；低速离心机；旋涡混合器；生物显微镜；微量可调移液器；多功能生物样品均质器。

实验步骤

(1) 待测化合物的配制：将待测化合物和阳性药 FLC 用 DMSO 配制成 8 mg/mL 的母液。

(2) 待测菌株的活化：于 –80 ℃低温保存箱中取出冻存的待测菌株，吸取 10 μL 菌液加入装有 1 mL YEPD 培养液的 15 mL 摇菌管中，置于 30 ℃气浴恒温振荡培养箱中，200 r/min 振荡培养。24 h 后从 YEPD 菌悬液中吸取 10 μL 加入到新的 1 mL YEPD 培养液中，继续 30 ℃振荡培养 16 h，活化完成，此时的真菌即处于指数生长末期。

(3) 菌悬液的配制：取处于指数生长末期的待测菌株置于 1.5 mL 离心管中，离心（3000 r/min，1 min），吸弃上清液，使用 1 mL PBS 缓冲溶液洗涤菌株，离心（3000 r/min，1 min），吸弃上清液，重复洗涤 3 次。取 10 μL 真菌原液稀释 100 倍后使用血细胞计数板于生物显微镜下计数，计算出真菌原液的菌浓度，然后用 RPMI 1640 培养液稀释配制成实验所需浓度（2×10^6 CFU/mL）的菌悬液。

(4) 药物作用及真菌培养：取 15 mL 离心管若干，每管加入 5 mL 菌悬液及不同浓度的待测药物，置于 30℃气浴恒温振荡培养箱中，以 220 r/min 的转速振荡培养。

(5) 样品的处理：培养 48 h 后，于 4℃下离心（5000 r/min，10 min），称湿重。每 10 mg 湿重加 100 μL 蛋白裂解液（裂解液中加入 100∶1 三联管试剂），混匀后置于冰上。

(6) 蛋白的提取：取出专用的破碎管，按 1∶1 比例加入上述菌液和 0.5 mm 的酸洗玻璃珠，于多功能生物样品均质器中涡旋 2 次（6500 r/min，2×30 s），置于冰上冷却 1 min，循环 5 次，弃玻璃珠和部分未破碎的细胞，将上清转入 1.5 mL 离心管中，4℃离心（12000 r/min，10 min），取上清即得总蛋白。

(7) 蛋白的定量：采用 BCA 法对上述总蛋白提取物进行定量，剩余上清中加入约 0.25 倍体积的上样缓冲液，100℃加热变性约 20 min，再置于 –20℃冰箱保存备用。

(8) SDS-PAGE 凝胶电泳分离及转膜：将提取得到的总蛋白进行 SDS-PAGE 凝胶电泳分离及转膜，通过免疫反应及化学发光得到相应的蛋白条带。

实验注意事项

(1) PBS 缓冲溶液和培养液的配制和储存过程须保证无菌。

(2) 为了确保安全和离心成效，样品高速离心时必须对称放置，并确保在开机运转前已拧紧螺帽，以免高速旋转的转头飞出造成事故。

32

Hsp90 抑酶活性测试

摘　要　　热休克蛋白 90（Heat shock protein 90，Hsp90）是细胞中必不可缺的分子伴侣蛋白之一，表达于所有的真核细胞。Hsp90 可通过与客户蛋白结合从而协助客户蛋白进行正确的折叠与组装，进而影响客户蛋白构象与功能。已有广泛研究报道，Hsp90 的客户蛋白如 VEGF（Vascular Endothelial Growth Factor，血管内皮生长因子）、Her2（Human Epidermal Growth Factor Receptor 2，人表皮生长因子受体 2）和 ALK（Anaplastic Lymphoma Kinase，间变性淋巴瘤激酶）等都与肿瘤的增殖、侵袭以及转移密切相关，因此 Hsp90 的高表达与肿瘤细胞的恶性增殖也存在紧密联系，抑制 Hsp90 的表达及其相关功能已成为抗肿瘤治疗的一种有效策略。有研究表明，Hsp90 在真菌细胞内也发挥重要调控作用，与真菌耐药形成的应激反应相关，抑制真菌 Hsp90 可以恢复耐药真菌对抗真菌药物的敏感性。此外，Hsp90 也参与调节真菌毒力因子形成，如真菌生物被膜的产生以及真菌菌丝态与酵母态之间的形态转换。综上所述，抑制 Hsp90 蛋白功能为兼具抗耐药真菌和抗肿瘤双重作用的化合物开发提供了一个新的思路。本节主要介绍使用荧光偏振法测定化合物对真菌 Hsp90 蛋白的抑酶活性。

关键词　　荧光偏振，真菌 Hsp90，抑酶活性

材料与试剂

　　*C.alb.*0304103 菌株，YEPD 培养基，PBS 缓冲溶液，蜗牛酶裂解液，β-巯基乙醇，液氮，Bradford 试剂盒，缓冲溶液，胰酶，底物 FITC-Geldanamycin，

玻璃管，离心管，Bradford 蛋白浓度测定试剂盒（P0006），黑色 96 孔板。

溶液配制

（1）PBS 缓冲溶液（作用：清洗真菌）：NaCl 8.0 g，Na$_2$HPO$_4$·12H$_2$O 3.57 g，KCl 0.20 g，KH$_2$PO$_4$ 0.24 g，以超纯水定容至 1000 mL，经高压蒸汽灭菌（121 ℃，15 min），后于室温保存备用。

（2）YEPD 培养液（作用：活化真菌）：酵母浸膏 10.0 g，蛋白胨 20.0 g，D-葡萄糖 20.0 g，加超纯水 800 mL 溶解，再以超纯水定容至 1000 mL，经高压蒸汽灭菌（121 ℃，15 min），自然冷却至室温后于 4 ℃保存备用。

（3）缓冲溶液：50 mmol/L KCl，5 mmol/L MgCl$_2$，20 mmol/L HEPES，0.01% Triton X-100，pH 7.5。

仪器设备

医用低温保存箱；生物安全柜；低速离心机；数显气浴恒温振荡器；精密分析电子天平；旋涡混合器；生物显微镜；微量可调移液枪；多功能酶标仪。

实验步骤

（1）菌株的活化：于−80 ℃低温保存箱中取出待测菌株 *C. alb.* 0304103，吸取 10 μL 菌液加入装有 1.0 mL YEPD 培养液的 15 mL 摇菌管中，置于 30 ℃气浴恒温振荡培养箱中，200 r/min 振荡培养。24 h 后从 YEPD 菌悬液中吸取 500 μL 加入到新的 50 mL YEPD 培养液中，继续 30 ℃振荡培养 16 h，活化完成得到 50 mL 菌液，此时的真菌即处于指数生长末期。

（2）原生质体的制备：用 PBS 缓冲溶液清洗真菌两次，离心后收集真菌沉降物。加入 5.0 mL 蜗牛酶裂解液和 20 μL *β*-巯基乙醇，置于 37 ℃孵育箱中 2~3 h，即可得到原生质体。

（3）原生质体的裂解：将得到的原生质体用液氮急冻，而后室温融化，反复冻融 3 次后得到原生质体裂解液。

（4）用 Bradford 试剂盒测定原生质体裂解液中蛋白质的浓度：

① 蛋白标准液的准备

a. 蛋白样品与标准品一般选用相同的溶液进行稀释。如果蛋白样品所用溶液不含有干扰本试剂盒检测的物质，为了操作简便也可以用 0.9% NaCl、PBS或水稀释标准品。冻存的蛋白标准液（5 mg/mL BSA），需待其完全融化并混匀后使用。

b. 按照表 1 配制 0 mg/mL、0.125 mg/mL、0.25 mg/mL、0.5 mg/mL、0.75 mg/mL、1.0 mg/mL、1.5 mg/mL 蛋白标准溶液，每次稀释时注意充分混匀，如果有必要可以增设 0.0625 mg/mL 的蛋白标准溶液。

表 1　蛋白标准溶液的配制

编号	稀释液体积	标准品体积	最终浓度
A	70 μL	5 mg/mL BSA 30 μL	1.5 mg/mL
B	30 μL	从 A 管取 60 μL	1 mg/mL
C	20 μL	从 B 管取 60 μL	0.75 mg/mL
D	30 μL	从 C 管取 60 μL	0.5 mg/mL
E	60 μL	从 D 管取 60 μL	0.25 mg/mL
F	60 μL	从 E 管取 60 μL	0.125 mg/mL
G	60 μL	0 μL	0 mg/mL

② 蛋白浓度的测定

a. 取 5 μL 不同浓度蛋白标准加到 96 孔板的蛋白标准孔中。

b. 取 5.0 μL 样品到 96 孔板的样品孔中。如果样品不足 5.0 μL，需加标准品稀释液补足到 5.0 μL。请注意记录样品体积。

c. 各孔加入 250 μL G250 染色液。

d. 用酶标仪测定 A595，或 560～610 nm 之间的其它波长的吸光度。需在 2 h 内完成测定，2 h 内检测数据无显著变化。

e. 根据标准曲线和样品体积计算出样品中的蛋白浓度。

（5）待测化合物的配制：将待测化合物和对照药 SAHA 用 DMSO 配制成 10 mmol/L 的母液，三倍稀释十个浓度梯度。

（6）向黑色 96 孔板中加入原生质体裂解液 35 μL，1～11 列加入含有 0.5 g/mL 胰酶溶液和 50 μmol/L 底物溶液，1～10 列加入 5.0 μL 梯度稀释的化合物溶液，用缓冲溶液将所有孔中液体量补充至 50 μL，然后于 37 ℃孵育箱中孵育 6 h。

（7）使用酶标仪测定荧光强度 F（激发波长 485 nm、发射波长 530 nm），参照下面的计算公式计算每孔抑制率，并以 Graphpad 软件计算化合物 IC_{50}。

抑菌率计算公式：

$$抑制率 = \frac{F_{阳性对照孔} - F_{化合物孔}}{F_{阳性对照孔} - F_{阴性对照孔}} \times 100\%$$

实验注意事项

（1）制备裂解液的过程保持低温。

（2）滴加底物时环境尽可能避光。

（3）药物或底物等成分在加孔前要充分混匀。

（4）蛋白标准在全部溶解后先混匀，再稀释成一系列不同浓度的蛋白标准。

（5）将 G250 染色液恢复到室温再使用，有利于提高检测的灵敏度。

（6）Bradford 法的检测原理是考马斯亮蓝（Coommassie Brilliant Blue）G-250 与蛋白质的碱性和芳香族氨基酸特别是精氨酸（arginine）在酸性介质中结合后，溶液转变为蓝色，溶液最大吸收峰从 465 nm 迁移到 595 nm，颜色的变化与蛋白质浓度成正比。因此，可通过检测 595 nm 处的吸光度对溶液中蛋白质浓度进行测定。

（7）Bradford 试剂盒检测速度极快，在实验时应控制好时间，一般 10～20 个样品只需不足 10 min 即可完成；最低蛋白检测量为 0.5 μg。

（8）建立标准曲线时，一般 5.0 μL 体积的样品或标准品在 0.1～1.5 mg/mL 浓度范围内应该是线性关系。例如图 1 为某样品的标准曲线。

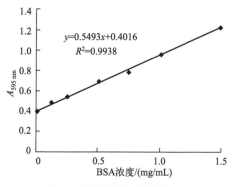

$y=0.5493x+0.4016$
$R^2=0.9938$

图 1　某样品的标准曲线

33

HDAC 抑酶活性测试

摘　要　　组蛋白去乙酰酶（histone deacetylase，HDAC）是一类广泛存在于真核细胞内的表观遗传酶，它们通过降低组蛋白或细胞内其它蛋白的乙酰化水平，对基因表达、转录及转录后修饰等方面均发挥着重要作用。目前以 HDAC 作为靶标的小分子抑制剂主要集中在抗肿瘤研究领域，其通过抑制 HDAC 的活性，改变细胞内组蛋白的乙酰化状态，影响基因表达，最终发挥抑制肿瘤细胞生长、诱导细胞凋亡等抗肿瘤作用。近年来，对真菌 HDAC 的生物学功能也有大量研究报道，真菌 HDAC 在唑类药物耐药性产生以及相关应激信号通路的调节过程中发挥了重要作用。真菌 Hda1 蛋白作为真菌 HDAC 的一种亚型，对于真菌的形态转换、菌落的色泽、真菌生物被膜的形成等都发挥着重要的调节作用，影响真菌的生长、繁殖和感染能力。本节以真菌 Hda1 蛋白为例，使用荧光偏振法测定化合物对 Hda1 蛋白的抑酶活性。HDAC6、HDAC7、HDAC8 等蛋白的抑酶活性测试依然适用此方法，只需使用对应底物即可。

关键词　　荧光偏振，Hda1，抑酶活性

材料与试剂

Hda1 蛋白，缓冲溶液，胰酶，底物 Boc-Lys(Ac)-AMC，离心管，黑色 96 孔板。

溶液配制

缓冲溶液：25 mmol/L Tris，1 mmol/L MgCl$_2$，0.1 mg/mL BSA，1 37 mmol/L NaCl，2.7 mmol/L KCl，pH 8.0。

仪器设备

数显气浴恒温振荡器；精密分析电子天平；旋涡混合器；微量可调移液枪；多功能酶标仪。

实验步骤

（1）待测化合物的配制：将待测化合物和对照药 SAHA 用 DMSO 配制成 10 mmol/L 的母液，3 倍稀释依次得到 10 个浓度梯度，即 1000 µmol/L、333.33 µmol/L、111.11 µmol/L、37.04 µmol/L、12.35 µmol/L、4.12 µmol/L、1.37 µmol/L、0.46 µmol/L、0.15 µmol/L、0.051 µmol/L（起始作用浓度可根据化合物活性进行调整）。

（2）从 –80 ℃冰箱取出 Hda1 蛋白用缓冲溶液稀释成 1 µg/mL 置于冰盒中备用，配制 0.5 g/mL 胰酶溶液以及 30 mmol/L 底物（Boc-Lys(Ac)-AMC）溶液，均置于冰盒中备用。

（3）向黑色 96 孔板的各孔中分别加入含有 1 ng 的 Hda1 蛋白溶液（35 µL/孔），1～11 列加入含有 0.5 g/mL 胰酶溶液和 50 µmol/L 底物溶液，1～10 列加入 5 µL 梯度稀释的化合物溶液，用缓冲溶液将所有孔中液体量补充至 50 µL，然后于 37 ℃孵育箱中孵育 6 h。

（4）使用酶标仪测定荧光强度 F（激发波长 360 nm、发射波长 460 nm），参照下面计算公式计算每孔抑制率，并以 Graphpad 软件计算化合物 IC$_{50}$。

抑菌率计算公式：

$$\text{抑制率} = 1 - \frac{F_{\text{化合物孔}} - F_{\text{空白对照孔}}}{F_{\text{阴性对照孔}} - F_{\text{空白对照孔}}} \times 100\%$$

实验注意事项

（1）蛋白取出后要立即放在冰盒里保持低温。

(2) 实验过程需避光。

(3) 在加孔前需将药物或底物等成分充分混匀。

(4) 在测试 HDAC6、HDAC7、HDAC8 抑酶活性时，要选用对应底物，例如 HDAC6 底物应选用 Ac-Leu-Gly-Lys(Ac)-AMC，浓度为 80 μmol/L；HDAC7 和 HDAC8 底物应选用 Boc-Lys(Tfa)-AMC，浓度分别为 80 μmol/L 和 400 μmol/L。

34

组蛋白去甲基化酶抑酶活性测试

摘 要　　真核生物的转录受到组蛋白的调节，其修饰主要包括甲基化、乙酰化和磷酸化等，这些修饰后的组蛋白在调节真菌的毒力、应激反应和耐药等方面起着重要作用。虽然目前组蛋白修饰的相关机制研究常使用酿酒酵母、裂殖酵母等模式真菌，但这些研究成果对致病真菌的药物研究仍具有重要意义。组蛋白甲基化是一种重要的表观遗传调控机制，参与了许多重要的生命过程，包括异染色质的形成、X 染色体的失活、基因组印记和转录调节。裂殖酵母作为一种单细胞真核生物，编码了三种组蛋白甲基转移酶（Histone Methyltransferases，HMTs，即 Set1、Set2 和 Dot1）和两类组蛋白脱甲基酶（Histone Demethylases，HDMs，即黄素依赖胺氧化酶和含 Jumonji-C 结构域的组蛋白脱甲基酶）。目前，HMTs 和 HDMs 抑制剂的研究主要集中在抗肿瘤药物领域，然而鲜有真菌 HDMs 酶活测试方法的相关报道。因此，本实验参考哺乳动物抑酶活性测试方法，使用艾美捷科技有限公司（EPIGENTEK）提供的试剂盒 P-3084 和 P-3082，分别对组蛋白去甲基化酶 JMJD3/UTX 和 JARID 进行抑酶活性测试。

关键词　　真菌，组蛋白去甲基化酶，抑酶活性测试

材料与试剂

15 mL 摇菌管，1.5 mL 离心管，50 mL 离心管，血细胞计数板，二甲基亚砜（DMSO），酵母核蛋白提取试剂盒（BB-3168-50T），蛋白定量试剂盒（BB-

3401-1），EPIGENTEK 试剂盒 P-3084 和 P-3082，PBS 缓冲溶液，YEPD 培养液，超纯水。

溶液配制

（1）PBS 缓冲溶液（作用：清洗真菌）：NaCl 8.0 g，$Na_2HPO_4 \cdot 12H_2O$ 3.57 g，KCl 0.20 g，KH_2PO_4 0.24 g，以超纯水定容至 1000 mL，经高压蒸汽灭菌（121 ℃，15 min），于室温保存备用。

（2）YEPD 培养液（作用：活化真菌）：酵母浸膏 10.0 g，蛋白胨 20.0 g，D-葡萄糖 20.0 g，加超纯水 800 mL 溶解，再以超纯水定容至 1000 mL，经高压蒸汽灭菌（121 ℃，15 min），自然冷却至室温后于 4 ℃保存备用。

仪器设备

医用低温保存箱；生物安全柜；数显气浴恒温振荡器；空冷型台式高速离心机；低速离心机；旋涡混合器；生物显微镜；霉菌培养箱；微量可调移液器。

实验步骤

本实验可以使用核提取物或纯化酶来进行酶活测试，若进行真菌总核蛋白提取，则从步骤 I 开始；若选用纯化酶，则直接从步骤Ⅲ进行测试：

I. 真菌总核蛋白提取

取指数生长后期培养真菌 1 mL，按贝博生物（BestBio）公司提供的酵母核蛋白提取试剂盒（BB-3168-50T）提取真菌总核蛋白。

（1）提取液制备：每 200 μL 蛋白提取液 D 中分别加入 2 μL 蛋白酶抑制剂混合物，混匀后置冰上备用。

注意：根据需要处理的样品数量准备蛋白提取液，蛋白酶抑制剂混合物应当分装保存，不要一次性全部加入提取液中。加过蛋白酶抑制剂的提取液一周内未使用完，再次使用前需要再次加入蛋白酶抑制剂。

（2）取活化至指数生长后期的真菌 1 mL，在 4 ℃、1000 r/min 条件下离心

5～10 min，小心吸弃培养基，尽可能吸干，收集酵母沉淀。

（3）用 PBS 缓冲溶液洗涤酵母，1000 r/min 条件下离心 5 min，每次洗涤后尽可能吸干上清，重复洗涤两次。

（4）每 100 μL 酵母沉淀物中加入 200 μL 酵母核蛋白提取液 A，混匀后，在 30 ℃条件下保温 15 min。

（5）在 1000 r/min 条件下离心 5～10 min，弃上清液，收集酵母沉淀。

（6）用 500 μL PBS 缓冲溶液洗涤酵母一次，1000 r/min 条件下离心 5 min，弃上清液，收集菌体。

（7）酵母沉淀物中加入 300～500 μL 酵母蛋白提取液 B，充分混匀。

注意：根据酵母细胞量调整提取液用量，一般加菌体体积的 2～5 倍均可。按酵母菌体体积每 100 μL 或 100 mg 湿重菌体加入 300～500 μL 提取液。

（8）在 37 ℃或室温条件下轻微振荡 45～60 min。

注意：使用数显气浴恒温振荡器的较低转速（＜100 r/min），提取液能轻微晃动即可。没有振荡条件也可以不振荡，稍微延长提取液的处理时间，中间每隔几分钟用移液器吹打混匀。不同酵母样本需要的时间差异较大，根据下游细胞裂解的难易程度调整，如果下游试剂 C 较难裂解，裂解后沉淀没有明显减少，则需要延长此步骤处理时间，可以延迟至 2 h。

（9）在 1000 r/min 条件下离心 5～10 min，收集沉淀，弃上清。

（10）用 500 μL PBS 缓冲溶液洗涤沉淀，在 1000 r/min 条件下离心 10 min，收集沉淀。

（11）沉淀中加入 400 μL 酵母核提取液 C，高速涡旋 15 s 混匀，然后在振荡器上振荡 15～30 min。

注意：使用数显气浴恒温振荡器的较低转速（＜100 r/min），提取液能轻微晃动即可。

（12）再次高速涡旋振荡 5 s，然后在 4 ℃、2000 r/min 条件下离心 5 min，弃上清液，收集沉淀。

（13）在沉淀中加入 200 μL 预冷的核蛋白提取液 D，充分混匀。

（14）置于振荡器上振荡 30～40 min。

注意：使用数显气浴恒温振荡器的较低转速（＜100 r/min），提取液能轻微晃动即可。没有振荡条件也可以不振荡，稍微延长提取液的处理时间，中间每隔几分钟用移液器吹打混匀。

（15）在4℃、12000 r/min条件下离心10 min，将上清转移至另一预冷的干净离心管中，即可得到酵母核蛋白。

（16）将上述蛋白提取物定量后分装于 –80 ℃冰箱保存备用或直接用于下游实验。

注意：建议用BCA法进行蛋白定量（相关产品：BB-3401）。蛋白样品于 –80 ℃可存放一年，注意避免蛋白样品被蛋白酶水解及被细菌污染。

Ⅱ. 核蛋白浓度测试

使用贝博生物公司提供的蛋白定量试剂盒（BB-3401-1）进行真菌核蛋白浓度测试，为后续蛋白活性测试奠定基础（BCA法，参考试剂盒说明书操作步骤）。

Ⅲ. 真菌去甲基化酶（JMJD3/UTX）活测试

JARID试剂盒操作方法与JMJD3/UTX相同，仅试剂盒内样品编号不同。

试剂盒收到后：将JE2、JE3和JE5置于 –20 ℃ 避光保存；将WB、JE4、DS、辅因子1（cofactor 1）、辅因子2（cofactor 2）、辅因子3（cofactor 3）和八联管置于4℃ 避光保存；将剩余的成分（JE1、SS和胶黏剂覆盖膜）置于室温避光保存。试剂盒中各部件的名称及作用见表1。

表1　试剂盒中各部件的名称及作用

名称	作用	名称	作用
WB 10×	洗涤缓冲液	辅因子2	促进酶的活化
JE1	检测缓冲液	辅因子3	促进酶的活化
JE2	空白组	DS	显色
JE3	标准酶	SS	终止液
JE4	抗体捕获，信号增强	96孔板	反应器
JE5	抗体检测	覆盖膜	封口
辅因子1	促进酶的活化		

（1）实验准备：每次测定的核提取物用量为1～20 μg，最佳范围为5～10 μg。纯化酶的用量为10～500 ng，这取决于酶的纯度和催化活性。下面介绍

工作缓冲液和溶液的制备。

① 准备 WB 1×洗涤缓冲液：向 234 mL 蒸馏水中加入 26 mL WB 10×洗涤缓冲液（稀释 10 倍），并将 pH 值调节至 7.2～7.5。稀释后的 WB 1×洗涤缓冲液于 4 ℃保存（有效期为 6 个月）。

② 配制 CJE1 完全检测缓冲液：按 1:100 的比例向 100 μL 的 JE1 测定缓冲液中加入辅因子 1、辅因子 2 和辅因子 3 各 1 μL，共 103 μL。

③ 配制稀释的 JE4 抗体捕获溶液:用稀释好的 WB 1×洗涤缓冲液按 1:1000 比例稀释 JE4 抗体捕获剂（即将 1 μL 的 JE4 加入 1000 μL 的 WB 1×洗涤缓冲液中）。每个孔需要 50 μL 稀释的 JE4。

④ 配制 JE5 抗体检测溶液：用稀释好的 WB 1×洗涤缓冲液按 1:2000 比例稀释 JE5 抗体检测剂（即将 1 μL 的 JE5 加入 2000 μL 的 WB 1×洗涤缓冲液中）。每个孔需要 50 μL 稀释的 JE5。

⑤ 配制稀释的 JE3 标准酶溶液：首先，用 JE1 检测缓冲液将 JE3 标准酶稀释至 10 ng/μL，即将 1 μL 的 JE3 加入 4 μL 的 JE1 中。然后，根据如表 2 稀释，取 10 ng/μL 的 JE3 用 JE1 进一步配制 5 种终浓度的 JE3（0.5 ng/μL、1.0 ng/μL、2.0 ng/μL、5.0 ng/μL 和 10 ng/μL）。

表 2 JE3 标准稀释液的配制

序号	初始体积/μL		JE3 的终浓度 /(ng/μL)
	JE3(10 ng/μL)	JE1	
1	1.0	19.0	0.5
2	1.0	9.0	1.0
3	1.0	4.0	2.0
4	2.0	2.0	5.0
5	4.0	0.0	10.0

注：（a）低温操作：除稀释的 WB 1×洗涤缓冲液外，其它稀释溶液均应放置在冰块上使用。（b）现配现用：除 WB 1×洗涤缓冲液外的任何剩余稀释溶液，如果没有在当天内使用，都应该丢弃。

（2）酶活性测试：

① 预先确定实验所需的条带数。建议运行复制样本（包括空白对照和阳性对照），以确保产生的信号有效。小心地从板架上取出不需要的条形孔，并将它们放回袋子中（将袋子紧紧密封并存放于 4 ℃）。

② 空白孔：向每个空白孔中添加 49 μL CJE1 和 1 μL JE2。

③ 标准孔：将 CJE1（49 μL）和步骤（1）⑤中稀释不同浓度的 JE3（1 μL）分别加入到五个标准孔中，每个孔的浓度在 0.5～10 ng/μL（根据步骤（1）⑤中的稀释图）。

④ 不含抑制剂的样品孔：加入 45～48 μL 的 CJE1、1 μL 的 JE2、1～4 μL 的核提取物或 1～4 μL 的纯化 JMJD3/UTX 酶。每孔的总体积应为 50 μL。

⑤ 含抑制剂的样品孔：加入 40～43 μL 的 CJE1、1 μL 的 JE2、1～4 μL 的细胞核提取物或 1～4 μL 的纯化 JMJD3/UTX 酶，以及 5 μL 的抑制剂溶液。每孔的总体积应为 50 μL。

备注：（a）参照"建议的工作缓冲液和溶液设置"部分的图表。（b）建议每孔使用 2～10 μg 的核提取物或 20～100 ng 的纯化酶。（c）加入样品孔中的抑制剂浓度可以改变（例如：1～1000 μmol/L）。但是，抑制剂溶液加孔前的最终浓度应与 JE1 以 1∶10 的比例配制（例如：将 0.5 μL 的抑制剂溶液加入 4.5 μL 的 JE1），以便将抑制剂溶液中的 DMSO 含量降至反应溶液的 1% 或更少。Jumonji 去甲基酶总抑制剂 N-草酰甘氨酸可作为对照抑制剂。

⑥ 用胶膜紧紧盖住条板，避免蒸发，37 ℃孵化 60～120 min。

备注：（a）孵育时间取决于固有的 JMJD3/UTX 活性。一般来说，对于活性较高的 JMJD3/UTX 酶，孵育 60～90 min 是合适的，而核提取则需要 90～120 min 的孵育时间。（b）黏合剂覆盖膜可以根据所使用的条数裁剪成所需大小来覆盖条带。

⑦ 从每孔中取出反应溶液，用 150 μL 的 WB 1× 洗涤缓冲液清洗各孔三次。

（3）抗体结合与信号增强：

① 在每个孔中加入 50 μL 稀释的 JE4，然后用 Parafilm M 或铝箔覆盖，并在室温下孵育 60 min。

② 从每孔中取出稀释的 JE4 溶液。

③ 每次用 150 μL 的 WB 1×洗涤缓冲液清洗各孔三次。

④ 在每个孔中加入 50 μL 稀释的 JE5，然后用 Parafilm M 或铝箔覆盖，并在室温下孵育 30 min。

⑤ 从每孔中取出稀释的 JE5 溶液。

⑥ 每次用 150 μL 的 WB 1×洗涤缓冲液清洗各孔四次。

注：确保在每个洗涤步骤中尽量清除每孔中残留的 WB 清洗液。

（4）信号检测：

① 在每个孔中加入 100 μL DS，并在室温下避光孵化 1～10 min。监测样品孔和对照孔的颜色变化，当存在足够的脱甲基化产物时，DS 溶液将变为蓝色。

② 当阳性对照孔颜色变为中蓝色时，每孔加入 100 μL SS 以停止酶反应。加入 SS 后，颜色将变为黄色，吸光度应在 450 nm 处 2～10 min 内在酶标仪上读数，可选的参考波长为 655 nm。

备注：（a）大多数微孔板阅读器具有双波长分析的能力，并会自动从测试波长吸光度中减去参考波长吸光度。如果板阅读器不具备此功能，板可以分两次检测，一次在 450 nm，一次在 655 nm，然后手动从 OD_{450} 中减去 OD_{655}。（b）如果条板框架不适合酶标仪，则将溶液转移到标准 96 孔微板。

（5）JMJD3/UTX 抑制率计算

① 计算样品孔和空白孔的平均重复读数。

② 使用以下公式计算 JMJD3/UTX 活性或抑制率：

$$抑制率 = \left(1 - \frac{OD_{化合物孔} - OD_{空白对照孔}}{OD_{阴性对照孔} - OD_{空白对照孔}} \right) \times 100\%$$

实验注意事项

（1）实验过程使用的超纯水、核蛋白和培养液等须保证无菌，无其它 DNASE、RNASE、蛋白酶和致热源，以免对实验造成干扰。

（2）提取或制备的核蛋白应分装使用，避免反复冻融导致失活。

（3）信号检测时需保证避光操作。

（4）试剂盒通过直接检测 JMJD3/UTX 转化的去甲基产物（而不是副产物）来直接测量 JMJD3 或 UTX 活性，从而消除由含硫醇的化学品（如 DTT、GSH 和 2-巯基乙醇）或洗涤剂/离子（如吐温-20、SDS、曲拉通 X-100、Fe 和 Na）引起的分析干扰，在实验时也应避免这些干扰。

（5）可以使用含有 JMJD3/UTX 去甲基化酶的细胞或组织提取物和纯化的 JMJD3 或 UTX 蛋白进行测试，核提取物最佳浓度范围为 5～10 μg，纯化的

JMJD3 和 UTX 酶最低检测浓度为 10 ng。

(6)酶活测试简易步骤如图 1 所示,通过使用 UTX 重组蛋白与 Epigenase™ JMJD3/UTX 去甲基化酶活性/抑制检测试剂盒(比色法)实现了 JMJD3/UTX 活性检测的高灵敏度证明(见图 2)。

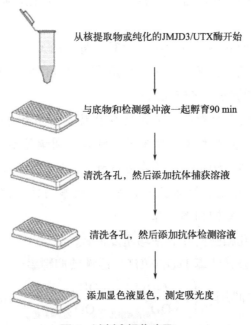

图1 试剂盒操作步骤

该图来源于 Epigenase™ JMJD3/UTX Demethylase Activity/Inhibition Assay Kit 试剂盒说明书。

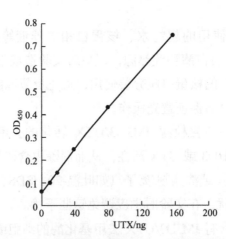

图2 UTX 重组蛋白含量与 OD$_{450}$ 呈线性关系

附　录

常见病原真菌及其活化、冻存方法

Ⅰ. 世界卫生组织真菌重点病原体清单（WHO FPPL）

	菌株名称	拉丁文名称
Critical Priority Group（4）	新生隐球菌	*Cryptococcus neoformans*
	耳念珠菌	*Candida auris*
	烟曲霉菌	*Aspergillus fumigatus*
	白念珠菌	*Candida albicans*
High Priority Group（7）	光滑念珠菌	*Candida glabrata*
	组织胞浆菌属	*Histoplasma spp.*
	足菌肿病原体	Eumycetoma causative agents
	毛霉目	*Mucorales*
	镰刀菌属	*Fusarium spp.*
	热带念珠菌	*Candida tropicalis*
	近平滑念珠菌	*Candida parapsilosis*
Medium Priority Group（8）	赛多孢霉属	*Scedosporium spp.*
	格特隐球菌	*Cryptococcus gattii*
	多育赛多孢	*Lomentospora prolificans*
	马尔尼菲篮状菌	*Talaromyces marneffei*
	球孢子菌属	*Coccidioides spp.*
	耶氏肺孢子菌	*Pneumocystis jirovecii*
	克柔念珠菌	*Candida krusei*
	副球孢子菌属	*Paracoccidioides spp.*

Ⅱ. 病原真菌名称及缩写

菌属	菌株名称	拉丁文名称	缩写
念珠菌属	白念珠菌	*Candida albicans*	*C. alb.*
	耳念珠菌	*Candida auris*	*C. aur.*
	热带念珠菌	*Candida tropicalis*	*C. tro.*
	光滑念珠菌	*Candida glabrata*	*C. gla.*
	克柔念珠菌	*Candida krusei*	*C. kru.*
	近平滑念珠菌	*Candida parapsilosis*	*C. par.*
	葡萄牙念珠菌	*Candida lusitaniae*	*C. lus.*
	季也蒙假丝酵母	*Candida guilliermondii*	*C. gui.*
	都柏林假丝酵母	*Candida dubliniensis*	*C. dub.*
	解脂耶氏酵母	*Yarrowia lipolytica*	*Y. lip.*
	软假丝酵母	*Candida colliculosa*	*C. col.*
	皱褶念珠菌	*Candida rugosa*	*C. rug.*
	假皱褶念珠菌	*Candida pseudorugosa*	*C. pse.*
	中皱褶念珠菌	*Candida neorugosa*	*C. neorugosa*
	新皱褶念珠菌	*Candida mesorugosa*	*C. mes.*
隐球菌属	新生隐球菌	*Cryptococcus neoformans*	*C. neo.*
	格特隐球菌	*Cryptococcus gattii*	*C. gat.*
	罗伦隐球酵母	*Cryptococcus laurentii*	*C. lau.*
	土生隐球酵母	*Cryptococcus humicolus*	*C. hum.*
	地生隐球酵母	*Cryptococcus terreus*	*C. ter.*
	弯曲隐球酵母	*Cryptococcus curvatus*	*C. cur.*
	浅白隐球酵母	*Cryptococcus albidus*	*C. albidus*
	浅黄隐球酵母	*Cryptococcus flavescens*	*C. fla.*
	匈牙利隐球酵母	*Cryptococcus hyngaricus*	*C. hyn.*
酵母属	酿酒酵母	*Saccharomyces cerevisiae*	*S. cer.*
丝孢酵母属	阿萨希丝孢酵母	*Trichosporon asahii*	*T. asa.*
	头状丝孢酵母	*Trichosporon capitatum*	*T. cap.*
	皮状丝孢酵母	*Trichosporon cutaneum*	*T. cut.*
	粘性丝孢酵母	*Trichosporon mucoides*	*T. muc.*

菌属	菌株名称	拉丁文名称	缩写
马拉色菌属	限制性马色拉菌	*Malassezia restricta*	*M. res.*
	球形马拉色菌	*Malassezia globosa*	*M. glo.*
	厚皮马拉色菌	*Malassezia pachydermatis*	*M. pac.*
	斯洛菲马拉色菌	*Malassezia slooffiae*	*M. slo.*
	合轴马拉色菌	*Malassezia sympodialis*	*M. sym.*
	糠秕马拉色菌	*Malassezia furfur*	*M. fur.*
曲霉菌属	烟曲霉	*Aspergillus fumigatus*	*A. fum.*
	黄曲霉	*Aspergillus flavus*	*A. fla.*
	构巢曲霉	*Aspergillus nidulans*	*A. nid.*
	黑曲霉	*Aspergillus niger*	*A. nig.*
	炭黑曲霉	*Aspergillus carbonarius*	*A. car.*
	米曲霉	*Aspergillus oryzae*	*A. ory.*
	土曲霉	*Aspergillus terreus*	*A. ter.*
毛霉属	总状毛霉菌	*Mucor racemosus*	*M. rac.*
	爪哇毛霉	*Mucor javanicus*	*M. jav.*
	鲁氏毛霉	*Mucor rouxianus*	*M. rou.*
	细孢毛霉	*Mucor subtilissimus*	*M. sub.*
	易脆毛霉	*Mucor fragilis*	*M. fra.*
	黄色毛霉	*Mucor flavus*	*M. fla.*
	杆状毛霉	*Mucor bacilliformis*	*M. bac.*
	卷枝毛霉菌	*Mucor circinelloides*	*M. cir.*
根霉菌属	少根根霉	*Rhizopus arrhizus*	*R. arr.*
	戴氏根霉	*Rhizopus delemar*	*R. del.*
	有性根霉	*Rhizopus sexualis*	*R. sex.*
	小孢子根霉	*Rhizopus microsporus*	*R. mic.*
	米根霉	*Rhizopus oryzae*	*R. ory.*
	华根霉	*Rhizopus chinensis*	*R. chi.*
	台湾根霉	*Rhizopus formosensis*	*R. for.*
	日本根霉	*Rhizopus japonicus*	*R. jap.*
	葡枝根霉	*Rhizopus stolonifer*	*R. sto.*
	雪白根霉	*Rhizopus niveus*	*R. niv.*

菌属	菌株名称	拉丁文名称	缩写
赛多孢属	尖端赛多孢	*Scedosporium apiospermum*	*S. api.*
	多育赛多孢	*Scedosporium prolificans*	*S. pro.*
镰刀菌属	普通镰刀菌	*Fusarium commune*	*F. com.*
	层出镰刀菌	*Fusarium proliferatum*	*F. pro.*
	尖孢镰刀菌	*Fusarium oxysporum*	*F. oxy.*
	球茎镰刀菌	*Fusarium bulbicola*	*F. bul.*
	串珠镰刀菌	*Fusarium moniliforme*	*F. mon.*
双相真菌	马尔尼菲蓝状菌	*Talaromyces marneffei*	*T. mar.*
	荚膜组织胞浆菌	*Histoplasmosis capsulati*	*H. cap.*
	皮炎芽生菌	*Blastomyces dermatitidis*	*B. der.*
	巴西副球孢子菌	*Paracoccidioides brasiliensis*	*P. bra.*
	粗球孢子菌	*Coccidioides immitis*	*C. imm.*

Ⅲ. 真菌活化方法

真菌的活化方法分为以下两种。

（1）从保存在 –80 ℃的冻存管中活化（24 h+16 h）：取若干 15 mL 摇菌管，各加入 1 mL YEPD 培养液，从 –80 ℃冰箱中取出所需菌株冻存管，用移液枪枪头从中吸取少量菌液，加入摇菌管中，以不加菌种的 YEPD 培养液作为空白对照，在各摇菌管管壁做好相应标记（活化菌株的名称编号、活化时间、实验人员等），将摇菌管置于 30 ℃气浴恒温振荡培养箱，200 r/min 振荡培养 24 h；若空白对照澄清无污染，则可吸取各摇菌管中的菌液（10 μL），加入新的含 1 mL YEPD 培养液的摇菌管中进行传代培养，同时需设一管新的空白对照，标记好后放入 30 ℃气浴恒温振荡培养箱，200 r/min 振荡继续培养 16 h 后，即活化完成，此时真菌处于指数生长末期。

（2）从保存在 –4 ℃的 SDA 培养基中活化（16 h）：取若干 15 mL 摇菌管，各加入 1 mL YEPD 培养液，从 –4 ℃冰箱中取出 SDA 培养基，用移液枪枪头挑取单克隆菌落，加入摇菌管中，以不加菌种的 YEPD 培养液作为空白对照，在各摇菌管管壁做好相应标记（活化菌株的名称编号、活化时间、实验人员等），将摇菌管置于 30 ℃气浴恒温振荡培养箱，200 r/min 振荡培养 16 h 后，即活化完成，此时真菌处于指数生长末期。

IV. 真菌冻存方法

(1) 80%甘油经高压蒸汽灭菌 (121 ℃, 15 min)，自然冷却至室温后于 4 ℃保存备用。

(2) 待测菌株的活化：于 –80 ℃ 低温保存箱中取出冻存的待测念珠菌，吸取 10 μL 菌液加入装有 1 mL YEPD 培养液的 15 mL 摇菌管中，置于 30 ℃气浴恒温振荡培养箱中，200 r/min 振荡培养。24 h 后从 YEPD 菌悬液中吸取 10 μL 加入到新的 1 mL YEPD 培养液中，继续 30 ℃振荡培养 16 h，活化完成，此时的真菌即处于指数生长末期。

(3) 取上述培养至指数生长末期的菌种，划板于 SDA 培养基上，于 37 ℃霉菌培养箱中培养 48 h 后，挑取 SDA 培养基上的单克隆菌落于含有 1 mL YEPD 培养液的 15 mL 摇菌管中，置于 30 ℃气浴恒温振荡培养箱中，200 r/min 振荡培养 16 h。

(4) 取步骤 (3) 中的真菌菌液 (300 μL) 与步骤 (1) 中的 80%甘油 (300 μL) 按 1:1 比例加入到各个 1.5 mL 冻存管中，充分涡旋均匀，在管壁标注冻存菌株的名称编号、冻存时间、冻存人员等，放入 –80 ℃超低温冰箱保存，并在冻存菌库档案上做好相应记录。

常用培养基及缓冲溶液的配制方法

（1）YEPD 培养液

酵母浸膏 10.0 g，蛋白胨 20.0 g，D-葡萄糖 20.0 g，加超纯水 800 mL 溶解，再以超纯水定容至 1000 mL，经高压蒸汽灭菌（121 ℃，15 min），自然冷却至室温后于 4 ℃保存备用。

（2）RPMI 1640 培养液

RPMI 1640（Gibco BRL）10.0 g，$NaHCO_3$ 2.0 g，3-吗啉丙磺酸（MOPS）34.5 g，NaOH 2.7 g，以超纯水定容至 1000 mL，经 0.45 μm、0.22 μm 微孔滤膜抽滤灭菌，后于 4 ℃保存备用。

（3）SDA 培养基（沙堡葡萄糖琼脂培养基）

蛋白胨 10 g，D-葡萄糖 40 g，琼脂 20 g，加超纯水 800 mL 溶解，调整 pH 为 7.0，以超纯水定容至 1000 mL，高压蒸汽灭菌（121 ℃，15 min）。待冷却至 50～55 ℃，分倒入 9 mm 细菌培养皿中，自然冷却凝固后于 4 ℃保存备用。

（4）Spider 培养液

Nutrient broth 10 g，Mannitol：10.0 g，$NaHCO_3$ 2.0 g，无水 K_2HPO_4 2.0 g（水合物 2.6 g），以超纯水定容至 1000 mL，高压蒸汽灭菌（121 ℃，15 min），室温保存备用。

（5）YNB 培养液

YNB 粉末 6.7 g，葡萄糖 5 g，氯霉素 200 mg，以超纯水定容至 1000 mL，经 0.22 μL 滤膜过滤除菌，后于 4 ℃保存备用。

备注：此为 10×浓度培养液，使用时需稀释 10 倍。

(6) L-DOPA 培养基

L-天冬氨酸 1 g, 葡萄糖 1 g, KH_2PO_4 3 g, $MgSO_4 \cdot 7H_2O$ 0.25 g, L-DOPA (左旋多巴) 100 mg, 生物素 5 μg, 溶于 10 mL 超纯水中, 充分溶解后置于 4 ℃冰箱中待用。将 20 g 琼脂溶于 1000 mL 超纯水中, 经过高压蒸汽灭菌 (121 ℃, 15 min), 待冷却至 50～55 ℃时与上述溶液混匀, 趁液体状态下倒入 24 孔细胞培养板中, 自然凝固后于 4 ℃保存备用。

(7) 尿素酶诱导培养基

葡萄糖 1 g, KH_2PO_4 2 g, NaCl 5 g, 酚红 12 mg, 尿素 20 g, 溶于 100 mL 超纯水中, 充分溶解后置于 4 ℃冰箱中待用。将 15 g 琼脂和 1 g 蛋白胨溶于 1000 mL 超纯水中, 经过高压蒸汽灭菌 (121 ℃, 15 min), 待冷却至 50～55 ℃时与上述溶液混匀, 趁液体状态下倒入 24 孔细胞培养板中, 自然凝固后于 4 ℃保存备用。

(8) NGM 琼脂培养基

蛋白胨 2.5 g, 氯化钠 3.0 g, 琼脂 17.0 g, 加超纯水 971 mL 溶解, 高压蒸汽灭菌 (121 ℃, 15 min)。灭菌后冷却至 50～55 ℃, 加入抽滤除菌的 25 mL 1 mol/L K_2HPO_4-KH_2PO_4 缓冲液 (pH=6.0), 1 mL 5 mg/mL 胆固醇溶液 (乙醇溶解), 1 mL 1 mol/L $MgSO_4$, 1 mL 1 mol/L $CaCl_2$ 和 1 mL 100 mg/mL strep (链球菌), 分倒入 9 mm 细菌培养皿中, 倒好平板后将 100 μL 含 OP50 的 LB 培养液均匀涂布于培养基中间区域, 室温放置两天后使用。

(9) BHI 培养基

蛋白胨 10 g, 脱水小牛脑浸粉 12.5 g, 脱水牛心浸粉 5 g, 氯化钠 5 g, 葡萄糖 2 g, 磷酸氢二钠 2.5 g, 加超纯水 800 mL 溶解, 超纯水定容至 1000 mL, 高压蒸汽灭菌 (121 ℃, 15 min)。冷却至 50～55 ℃, 分倒入 9 mm 细菌培养皿中, 自然冷却凝固后于 4 ℃保存备用。

(10) 改良 YEPD 培养液 (球形马拉色菌)

酵母浸膏 10.0 g, 蛋白胨 20.0 g, D-葡萄糖 20.0 g, 吐温-40 1 mL, 吐温-80

1 mL，橄榄油 10 mL，加超纯水 800 mL 溶解，再以超纯水定容至 1000 mL，经高压蒸汽灭菌（121 ℃，15 min），自然冷却至室温后于 4 ℃保存备用。

（11）Miapaca-2 细胞培养液

DMEM 细胞基础培养液+5%马血清+5%胎牛血清+1%双抗。

（12）改良 RPMI 1640 培养液（马拉色菌）

RPMI 1640（Gibco BRL）10.0 g，葡萄糖 20 g，ox bile（Oxoid）4 g，甘油（Sigma）1 mL，单硬脂酸甘油酯（Sigma）0.5 g，吐温-20（Sigma）: 0.4 mL，$NaHCO_3$ 2.0 g，3-吗啉丙磺酸（MOPS）34.5 g，NaOH 2.7 g，以超纯水定容至 1000 mL，经 0.45 μm、0.22 μm 微孔滤膜抽滤灭菌，后于 4 ℃保存备用。

（13）Leeming-Notman 液体培养基（马拉色菌）

称取 Leeming-Notman 液体培养基基础（山东拓普生物工程有限公司）32.0 g 于 1 L 蒸馏水或者去离子水中，加热煮沸溶解，分装三角瓶（建议在瓶底铺一层玻璃珠），每 80 mL 加入 1 支 S4101（橄榄油 1.6 mL），121 ℃高压灭菌 15 min，冷却至 50 ℃左右，无菌操作每 80 mL 添加 1 支 S0614，摇匀，自然冷却后于 4 ℃保存备用。

（14）缓冲溶液（Hsp90 抑酶活性测试）

50 mmol/L KCl，5 mmol/L $MgCl_2$，20 mmol/L HEPES，0.01% Triton X-100，pH 7.5。

（15）缓冲溶液（HDAC 抑酶活性测试）

25 mmol/L Tris，1 mmol/L $MgCl_2$，0.1 mg/mL BSA，137 mmol/L NaCl，2.7 mmol/L KCl，pH 8.0。

（16）YPM 培养液

酵母浸膏 10.0 g，蛋白胨 20.0 g，麦芽糖 50.0 g，加超纯水 800 mL 溶解，再以超纯水定容至 1000 mL，经高压蒸汽灭菌（121 ℃，15 min），自然冷却至室温后于 4 ℃保存备用。

(17) 200+诺尔斯菌素板

酵母浸膏 10.0 g，蛋白胨 20.0 g，D-葡萄糖 20.0 g，琼脂 20.0g，加超纯水 800 mL 溶解，再以超纯水定容至 1000 mL，经高压蒸汽灭菌（121 ℃，15 min），自然冷却至 50 ℃后称取诺尔斯菌素 200 mg 加入培养基中，倒入培养皿中，冷却凝固后于 4 ℃保存备用。

(18) LB 培养液

称取 LB 培养基 20 g，加超纯水 800 mL 溶解，再以超纯水定容至 1000 mL，经高压蒸汽灭菌（121 ℃，15 min），自然冷却至室温后于 4 ℃保存备用。

(19) PBS 缓冲溶液

NaCl 8.0 g，$Na_2HPO_4 \cdot 12H_2O$ 3.57 g，KCl 0.20 g，KH_2PO_4 0.24 g，以超纯水定容至 1000 mL，经高压蒸汽灭菌（121 ℃，15 min），后于室温保存备用。

实验相关仪器

仪器	型号	厂家
医用超低温保存箱	DW-86W100J	青岛海尔特种电器有限公司
生物安全柜	BSC-1004ⅡA2	苏州安泰空气技术有限公司
数显气浴恒温振荡器	THZ-92A	上海博迅医疗生物仪器股份有限公司
精密分析电子天平	ME204E	梅特勒-托利多科技（中国）有限公司
空冷型台式高速离心机	HDC-15K	上海泰坦科技股份有限公司
低速离心机	DM0412	大龙兴创实验仪器北京有限公司
旋涡混合器	VORTEX-5	海门市其林贝尔仪器制造有限公司
生物显微镜	LW100T	北京测维光电技术有限公司
霉菌培养箱	MJ-150-I	上海一恒科学仪器有限公司
酶标仪	Thermo Multiskan FC	赛默飞世尔科技（中国）有限公司
恒温水浴锅	DK-S24	上海精宏实验设备有限公司
激光共聚焦显微镜	Leica TCS SP5	徕卡显微系统（上海）贸易有限公司
微量可调移液器	Eppendorf Research	艾本德（上海）国际贸易有限公司
荧光分光光度计	Hitachi F-2700	上海莱睿科学仪器有限公司
pH 计	Mettler Toledo	梅特勒-托利多科技（中国）有限公司
高通量组织研磨仪	wonbio-48k	上海万柏生物公司
二氧化碳恒温培养箱	C 170 E3	德国 BINDER Gmbh
细胞倒置显微镜	EVOS X1	美国 AMG 公司
反转录用 PCR 仪	GeneAmp 9700	赛默飞世尔科技（中国）有限公司
多功能酶标仪	Tecan Infinite M200	帝肯（上海）实验器材有限公司
荧光定量 PCR 仪	CFX96	美国伯乐公司
电泳仪	EPS-300	上海泰坦科技股份有限公司
生物电泳图像分析系统	FR-980B	上海复日科技有限公司

附录 4

缩略语表

序号	英文缩写	中文名称
1	ALK	间变性淋巴瘤激酶
2	BBB	血脑屏障
3	CLM	激光共聚焦显微镜
4	CLSI	临床实验室标准化协会
5	CM	隐球菌性脑膜炎
6	CNS	中枢神经系统
7	CSH	细胞表面疏水性
8	Ct	循环阈值
9	CYP51	羊毛甾醇 14 α-脱甲基酶
10	DMSO	二甲基亚砜
11	FLC	氟康唑
12	FICI	协同指数
13	HDAC	组蛋白去乙酰酶
14	HDMs	组蛋白脱甲基酶
15	Her2	人表皮生长因子受体 2
16	HMTs	组蛋白甲基转移酶
17	Hsp90	热休克蛋白 90
18	IFIs	侵袭性真菌感染
19	MIC	最低抑菌浓度
	MOPS	3-吗啉丙磺酸
20	OD	光密度
21	PAE	抗菌后效应
22	PAMPA	平行人工膜渗透实验
23	PBS	磷酸盐缓冲液
	PCD	程序化细胞死亡

序号	英文缩写	中文名称
24	PCR	聚合酶链式反应
25	PD	药效动力学
26	P_e	渗透系数
27	PI	碘化丙啶
28	PK	药代动力学
29	PS	磷脂酰丝氨酸
30	RT-PCR	逆转录 PCR
31	SMIC	黏附最低抑菌浓度
32	TEM	透射电子显微镜
33	VEGF	血管内皮生长因子
34	VVC	外阴阴道假丝酵母菌病

[1] Velegraki A, Alexopoulos E C, Kritikou S. and Gaitanis G. Use Of Fatty Acid RPMI 1640 Media for Testing Susceptibilities of Eight Malassezia Species to the New Triazole Posaconazole and to Six Established Antifungal Agents by a Modified NCCLS M27-A2 Microdilution Method and Etest [J]. *J Clin Microbiol,* 2004, 42: 3589-3593.

[2] Reuss O, Vik A, Kolter R and Morschhäuser J. The SAT1 Flipper, an Optimized Tool for Gene Disruption in *Candida albicans* [J]. *Gene,* 2004, 341: 119-127.

[3] Wheeler R T and Fink G R. A Drug-Sensitive Genetic Network Masks Fungi from the Immune System [J]. *PLoS Pathog,* 2006, 2: e35.

[4] Wang S Z, Wang Y, Liu W, Liu N, Zhang Y Q, Dong G Q, Liu Y, Li Z G, He X M, Miao Z Y, Yao J Z, Li J, Zhang W N and Sheng C Q. Novel Carboline Derivatives as Potent Antifungal Lead Compounds: Design, Synthesis, and Biological Evaluation [J]. *ACS Med Chem Lett,* 2014, 5: 506-511.

[5] Liu N, Zhong H, Tu J, Jiang Z G, Jiang Y J, Jiang Y, Li J, Zhang W N, Wang Y and Sheng C Q. Discovery of Simplified Sampangine Derivatives as Novel Fungal Biofilm Inhibitors [J]. *Eur J Med Chem,* 2018, 143: 1510-1523.

[6] Li Z, Liu N, Tu J, Ji C J, Han G Y and Sheng C Q. Discovery of Simplified Sampangine Derivatives with Potent Antifungal Activities against Cryptococcal Meningitis [J]. *ACS Infect Dis,* 2019, 5: 1376-1384.

[7] Tu J, Li Z, Jiang Y J, Ji C J, Han G Y, Wang Y, Liu N and Sheng C Q. Discovery of Carboline Derivatives as Potent Antifungal Agents for the Treatment of Cryptococcal Meningitis [J]. *J Med Chem,* 2019, 62: 2376-2389.

[8] Li Z, Liu N, Tu J, Ji C J, Han G Y, Wang Y and Sheng C Q. Discovery of Novel Simplified Isoxazole Derivatives of Sampangine as Potent Anti-Cryptococcal Agents [J]. *Bioorg Med Chem,* 2019, 27: 832-840.

[9] Ji C J, Liu N, Tu J, Li Z, Han G Y, Li J and Sheng C Q. Drug Repurposing of Haloperidol: Discovery of New Benzocyclane Derivatives as Potent Antifungal Agents against Cryptococcosis and Candidiasis [J]. *ACS Infect Dis,* 2020, 6: 768-786.

[10] Han G Y, Liu N, Li C L, Tu J, Li Z. and Sheng C Q. Discovery of Novel Fungal Lanosterol 14 α-Demethylase (CYP51)/Histone Deacetylase Dual Inhibitors to Treat Azole-Resistant Candidiasis [J]. *J Med Chem,* 2020, 63: 5341-5359.

[11] Li C L, Liu Y, Wu S C, Han G Y, Tu J, Dong G Q, Liu N and Sheng C Q. Targeting fungal Virulence Factor by Small Molecules: Structure-Based Discovery of Novel

Secreted Aspartic Protease 2 (SAP2) Inhibitors [J]. *Eur J Med Chem,* 2020, 201: 112515.

[12]　Li Z, Tu J, Han G Y, Liu N and Sheng C Q. Novel Carboline Fungal Histone Deacetylase (HDAC) Inhibitors for Combinational Treatment of Azole-Resistant Candidiasis [J]. *J. Med Chem,* 2021, 64: 1116-1126.

[13]　Yang W Z, Tu J, Ji C J, Li Z, Han G Y, Liu N, Li J and Sheng C Q. Discovery of Piperidol Derivatives for Combinational Treatment of Azole-Resistant Candidiasis [J]. *ACS Infect Dis,* 2021, 7: 650-660.

[14]　Zhu T B, Chen X, Li C L, Tu J, Liu N, Xu D F and Sheng C Q. Lanosterol 14 α-Demethylase (CYP51)/Histone Deacetylase (HDAC) Dual Inhibitors for Treatment of *Candida tropicalis* and *Cryptococcus neoformans* Infections [J]. *Eur J Med Chem,* 2021, 221: 113524.

[15]　Yang W Z, Zhang Y H, Teng H, Liu N, Sheng C Q and Guo Y. Role of Azole Drugs in Promoting Fungal Cell Autophagy Revealed by an NIR Fluorescence-Based Theranostic Probe. *Anal Chem,* 2022, 94: 7092-7099.

[16]　Li C C, Tu J, Han G Y, Liu N and Sheng C Q. Heat Shock Protein 90 (Hsp90)/Histone Deacetylase (HDAC) Dual Inhibitors for the Treatment of Azoles-Resistant *Candida albicans* [J]. *Eur J Med Chem,* 2022, 227: 113961.

[17]　Wang T Y, Yang W Z, Liu Y, Li W, Wang Y, Liu N and Sheng C Q. Jumonji Histone Demethylase Inhibitor JIB-04 as a Broad-Spectrum Antifungal Agent [J]. *ACS Infect Dis,* 2022, 8: 1316-1323.

[18]　Li W, Yun Z L, Ji C J, Tu J, Yang W Z, Li J, Liu N. and Sheng C Q. Discovery of Novel Sertraline Derivatives as Potent Anti-*Cryptococcus* Agents [J]. *J Med Chem,* 2022, 65: 6541-6554.

[19]　Tu J, Liu N, Huang Y H, Yang W Z and Sheng C Q. Small Molecules for Combating Multidrug-Resistant Superbug *Candida auris* Infections [J]. *Acta Pharm Sin B,* 2022, 12: 4056-4074.

[20]　Li Z, Huang Y H, Tu J, Yang W Z, Liu N, Wang W and Sheng C Q. Discovery of BRD4-HDAC Dual Inhibitors with Improved Fungal Selectivity and Potent Synergistic Antifungal Activity against Fluconazole-Resistant *Candida albicans* [J]. *J Med Chem,* 2023, 66: 5950-5964.

[21]　Li Z, Liu N, Yang W Z, Tu J, Huang Y H, Wang W and Sheng C Q. Controlling Antifungal Activity with Light: Optical Regulation of Fungal Ergosterol Biosynthetic Pathway with Photo-Responsive CYP51 Inhibitors [J]. *Acta Pharm Sin B,* 2023, 13: 3080-3092.

[22]　Tu J, Zhu T B, Wang Q W, Yang W Z, Huang Y H, Xu D F, Liu N. and Sheng C Q. Discovery of a New Chemical Scaffold for the Treatment of Superbug *Candida auris* Infections [J]. *Emerging Microbes Infect,* 2023, 12: 2208687.

[23]　Wang Q W, Tu J, Yang W Z, Liang T T, Liu N. and Sheng C Q. Discovery of Pyrazolone Carbothioamide Derivatives as Inhibitors of the Pdr1-KIX Interaction for Combinational

Treatment of Azole-Resistant Candidiasis [J]. *J Med Chem,* 2023, 66: 11893-11904.

[24]　Liu N, Tu J, Huang Y H, Yang W Z, Wang Q W, Li Z and Sheng C Q. Target-and Prodrug-Based Design for Fungal Diseases and Cancer-Associated Fungal Infections [J]. *Adv Drug Delivery Rev,* 2023, 197: 114819.

[25]　Yang W Z, Liu R X, Li Z, Tu J, Xu D J, Liu N and Sheng C Q. Discovery of New Tricyclic Oxime Sampangine Derivatives as Potent Antifungal Agents for the Treatment of Cryptococcosis and Candidiasis [J]. *J Med Chem,* 2024, 67: 4726-4738.